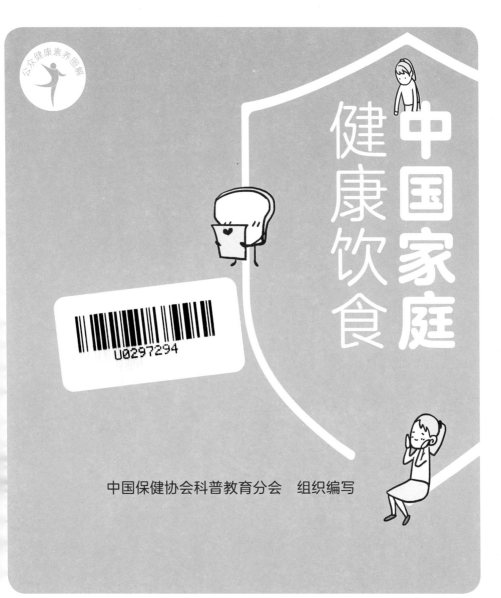

公众健康素养图解

中国家庭健康饮食

中国保健协会科普教育分会　组织编写

中国健康传媒集团
中国医药科技出版社

内容提要

本书是一本饮食安全知识的科普书，针对中国家庭在饮食均衡和食品安全方面常遇到的问题，从基本知识与理念、健康生活方式与行为、基本技能三个方面介绍了一些饮食安全知识。旨在帮助居民改善膳食结构，增强安全饮食意识，促进健康发展，共筑全民"健康梦"。

图书在版编目（CIP）数据

中国家庭健康饮食 / 中国保健协会科普教育分会组织编写.
— 北京：中国医药科技出版社，2021.9
　　（公众健康素养图解）
　　ISBN 978-7-5214-1568-1

Ⅰ. ①中… Ⅱ. ①中… Ⅲ. ①饮食卫生 – 图解 Ⅳ. ①R15-64

中国版本图书馆 CIP 数据核字（2020）第 024278 号

美术编辑　陈君杞
版式设计　锋尚设计

出版　中国健康传媒集团 | 中国医药科技出版社
地址　北京市海淀区文慧园北路甲 22 号
邮编　100082
电话　发行：010-62227427　邮购：010-62236938
网址　www.cmstp.com
规格　880×1230mm　¹/₃₂
印张　4
字数　79 千字
版次　2021 年 9 月第 1 版
印次　2021 年 9 月第 1 次印刷
印刷　三河市万龙印装有限公司
经销　全国各地新华书店
书号　ISBN 978-7-5214-1568-1
定价　35.00 元

获取新书信息、投稿、为图书纠错，请扫码联系我们。

序

　　健康是我们每一个人的愿望和追求，健康不仅惠及个人，还关系国家和民族的长远发展。2016年，党中央、国务院公布了《"健康中国2030"规划纲要》，健康中国建设上升为国家战略，其中健康素养促进是健康中国战略的重要内容。要增进全民健康，首要的是提高健康素养，让健康知识、行为和技能成为全民普遍具备的素质和能力。

　　"健康素养水平"已经成为《"健康中国2030"规划纲要》和《健康中国行动（2019—2030年）》的重要指标。监测结果显示，2018年我国居民健康素养水平为17.06%，而根据《国务院关于实施健康中国行动的意见》目标规定，到2022年和2030年，全国居民健康素养水平分别不低于22%和30%。要实现这一目标，每个人应是自己健康的第一责任人，真正做好自己的"健康守门人"。提升健康素养，需要学习健康知识，并将知识内化于行，能做出有利于提高和维护自身健康的决策。

　　为助力健康中国建设，助推国民健康素养水平提升，中国保健协会科普教育分会组织健康领域专家编写了本套《公众健康素养图解》。本套丛书以简练易懂的语言和图示化解读的方式，全面介绍了膳食营养、饮食安全、合理用药、预防保健、紧急救援、运动保护、心理健康等维护健康的知识与技能，并且根据不同人群特点有针对性地提出了健康促进指导。

一个人的健康素养不是与生俱来的，希望本套丛书能帮助读者获取有效实用的健康知识和信息，形成健康的生活方式，实现健康素养人人有，健康生活人人享。

张凤楼

2021年5月

前言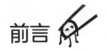

在我国，"民以食为天"的观念源远流长，国家以人民为根本，人民以食物为头等大事，食物是人类赖以生存的基本物质基础。随着生活水平的日益提高，我们已不必为吃不饱饭而担心，"食以安为先"的观念渐渐成为食品问题的主题。如果食物不安全，生命的第一需要和需求就没有保障，营养不良、营养过剩和一些慢性非传染性食源性疾病必将严重威胁人类健康，影响人类的生存质量。

目前，糖尿病、高血压、痛风等高发疾病几乎都与营养均衡有着密切的关系，另外，缺铁性贫血、骨质疏松、胆结石等也显示与营养因素密切相关。可以说，良好的营养能够帮助人体预防大部分慢性疾病。

一直以来，党中央、全国人民代表大会常务委员会、国务院高度重视我国居民的饮食健康，极力维护广大人民群众的饮食安全。食品安全人人关心，维护食品安全人人有责。作为普通居民，掌握必要的饮食健康知识，提高饮食安全意识，就可以有效避免食品安全事件的伤害。学会辨别饮食中的安全风险，了解如何合理烹调食物避免致癌物质的产生，学会合理搭配膳食，懂得如何避免细菌性食物中毒，才能有效提高日常饮食的安全性。

本书针对中国家庭居民在饮食均衡和食品安全方面常遇到的问题，从基本知识与理念、健康生活方式与行为、基本技能三个方面，配合图文并茂的解读，介绍了一些安全饮食知识、健康行为习惯、合理选择食物等方面的科学知识。旨在帮助居民改善膳食结构，增强安全饮食意识，促进健康发展，共筑全民"健康梦"。

编　者

2021年3月

目录

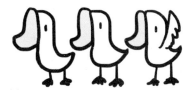

2

与行为 健康生活方式

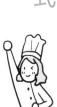

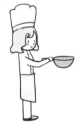

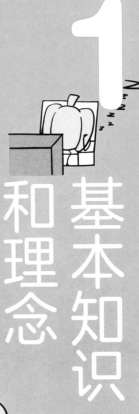

1

基本知识和理念

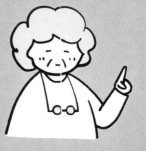

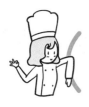

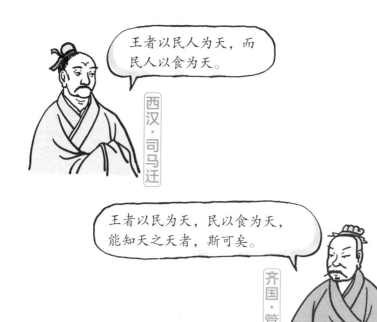

王者以民人为天，而民人以食为天。

西汉·司马迁

王者以民为天，民以食为天，能知天之天者，斯可矣。

齐国·管仲

"民以食为天"这句话流传很久、很广，家喻户晓。这句话出自西汉的司马迁所著《史记·郦生陆贾列传》中："王者以民人为天，而民人以食为天。"唐代的司马贞为《史记》做注释时，注明此话最早是管仲说的。管仲曾说："王者以民为天，民以食为天，能知天之天者，斯可矣。"管仲（公元前716~前645年）是春秋战国时代齐国的政治家、思想家。

　　民以食为天的观念如此源远流长，反映了中国几千年文明史和农业关系至为密切，粮食和吃饭至关重要。国家以人民为根本，人民以食物为头等大事。俗话说：人是铁，饭是钢；手中有粮，心中不慌；兵马未动，粮草先行。我们平时见了面，打招呼往往习惯说："吃饭了吗？"可见民以食为天的观念已深深渗透到我们中国人的生活当中。

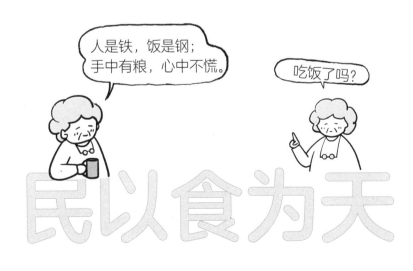

如果食物不安全，生命的第一需要和需求就没有保障，营养不良、营养过剩等一些慢性非传染性食源性疾病必将严重威胁人类健康，影响人类的生存质量。

食以安为先，从古到今都是每一个人、每一个家庭、每一个民族、每一个国家对健康保障的最基本要求。

当前肥胖症、心脑血管疾病、糖尿病和癌症等慢性非传染性疾病的发病率呈明显上升势头，食物中毒事件时有发生，这些都在一定程度上与不科学的饮食行为、不良的卫生习惯或存在的食品安全隐患密切相关。民众也都非常关注食品卫生和食品安全问题。

为了中华民族的伟大复兴，为了中华民族的健康发展，我们要撑起中华民族科学饮食、食品卫生和食品安全的一片蓝天，带着更加强健的体魄奔向更加美好的未来。

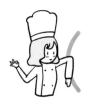

食物的营养素和健康有益物质

食物成分非常复杂，除了目前认识的六大类40多种营养素外，还有一些没有被认识以及正在被认识的对机体健康有益的物质。

营养素	通过食物获取并能在人体内被利用，具有供给机体能量、构成机体组织及调节机体生理功能的物质称为营养素。

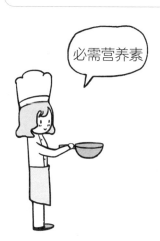

必需营养素

有的营养素在体内可以合成，有的在体内不能合成，营养学上称体内不能合成、必须由食物供给的营养素为"必需营养素"。

1 基本知识和理念

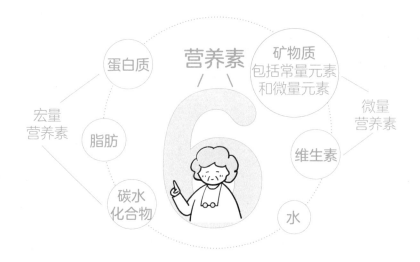

营养素 6

蛋白质

矿物质
包括常量元素
和微量元素

宏量
营养素

脂肪

微量
营养素

维生素

碳水
化合物

水

如果在膳食中长期缺乏某种必需营养素，不仅可引起相关的营养缺乏病，还会对疾病的发生发展产生较大影响；膳食中如果长期过量摄入某种必需营养素，则可导致肥胖、血脂异常、高血压、糖尿病、癌症等多种慢性非传染性疾病。

**健康
有益物质**

在植物性食物中还存在一些有益健康，但又不符合必需营养素标准的成分，这类具有潜在预防和治疗慢性疾病发生或发展的非营养性、有生物活性的化合物，泛称植物化学物质。

这些物质的主要功能涉及抗癌、抗氧化、免疫调节、抗微生物及降低胆固醇等作用。

类黄酮	主要存在于水果和蔬菜的外层及整粒的谷类食物中，有代表性的是大豆异黄酮。
花青素类	植物色素的主要成分，如葡萄、草莓中的原花青素。
儿茶素类	主要存在于茶叶中，如绿茶中含丰富的儿茶素。
有机硫化物	存在于十字花科蔬菜（卷心菜、西兰花等）及葱蒜类蔬菜中。
皂苷类化合物	如人参皂苷、大豆皂苷等。
萜类化合物	主要在柑橘类水果（特别是果皮精油）、食品调料、香料和一些植物油、黄豆中含量丰富。
植物多糖	按其来源分为香菇多糖、银耳多糖、甘薯多糖、枸杞多糖等，在菌藻类中含量较多。

1

基本知识和理念

007

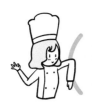

膳食合理，关键在于平衡

　　人类的食物是多种多样的，各种食物所含的营养成分不完全相同，但任何一种天然食物都不能提供人体所需的全部营养素。

　　合理的营养必须由多种食物组成，才能达到平衡膳食以满足人体各种营养需求。

　　合理营养是健康的物质基础，而平衡膳食是合理营养的唯一途径。

　　合理营养与平衡膳食应包括以下几个方面的要求。

要满足身体对各种营养素的需要

❶ 足够的热能维持身体各种活动的需要。

❷ 有足量的蛋白质供生长发育，修补和更新细胞、组织，维持正常的生理功能。

❸ 有充分的矿物质和微量元素，参与身体组织的构成和调节各种生理功能。

❹ 有丰富的维生素，以促进身体的生长发育，维持正常生理功能，增强身体的抵抗力，保证身体健康。

❺ 有适量的膳食纤维，以助肠道蠕动和正常排便，减少有害物质在肠内积留，从而预防肠道疾病，并利于糖尿病和心血管疾病的预防。

❻ 有充足的水分，以维持体内各种生理功能正常运行。

要合理搭配各种食物

| 粗粮细粮 巧搭配 | 粮食蔬菜 巧搭配 | 荤菜素菜 巧搭配 | 酸性碱性 巧搭配 |

| 碱性 食物 | 有些食物中含有钠、钾、镁等金属元素，它们在人体内氧化后生成带有阳离子的碱性氧化物，称之为碱性食物。 |

绝大多数的蔬菜、水果都属于碱性食物；豆类，牛奶，椰子，坚果中的杏仁、栗子等也属于碱性食物。

酸性食物	有些食物中含有硫、磷、氯等非金属元素，它们在体内氧化后，生成带阴离子的酸根，称之为酸性食物。

绝大多数的肉、禽、鱼、蛋等动物性食物中含有硫蛋白属于酸性食物；米面中含有较多的磷也属于酸性食物；坚果中花生、核桃等也是酸性食物。

水果虽含各种有机酸，在味觉上也呈酸性，但它们不是酸性食物，因为水果中的有机酸在体内经过代谢，被分解为二氧化碳和水，所以，认为有酸味的水果是酸性食物是一种误解。

♡ 食物应对人体无害

 食物中的微生物、有毒成分、生物毒素、真菌及其毒素、化学物质及重金属污染和食品添加剂等，应符合我国食品安全国家标准的要求。

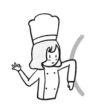

美味安全的加工食品离不开食品添加剂

近年来，由于一系列食品安全事件的发生，公众对食品添加剂的安全性十分关注，食品添加剂也成为无良商家牟利、违法、伤害的代名词，被推上了风口浪尖。那么，食品添加剂究竟有没有害呢？

首先来认识一下什么是食品添加剂。

食品添加剂	为改善食品品质和色、香、味，以及防腐和加工工艺需要而加入食品中的化学合成或天然物质。

目前我国批准使用的食品添加剂约有2000种，按功能分为23个类别，常见的有防腐剂、膨松剂、香料（香精）、着色剂（色素）、加工助剂、营养强化剂等。

我们的日常食品，尤其是加工食品，几乎离不开食品添加剂。食品安全国家标准中对食品添加剂的允许使用品种、使用范围、最大使用量或残留量有明确的规定，按照标准规范使用添加剂，不仅不会对人体造成伤害，还会防止食品腐败进而提升其安全性，另外对食品外观、口感也会有改善。

食品添加剂已广泛用于现代食品工业，有人说食品添加剂是现代食品工业的"灵魂"，如果没有食品添加剂，我们就不可能吃到冰淇淋、酸奶等美味的食品。

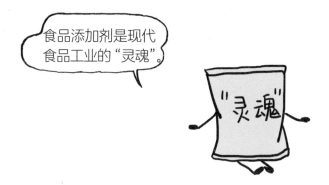

食品添加剂是现代食品工业的"灵魂"。

我国在食品添加剂的申报批准、生产和使用上都有严格的程序和标准，我国《食品安全国家标准 食品添加剂使用标准》（GB 2760—2014）规定了食品添加剂的使用原则、允许使用的添加剂品种、使用范围及最大使用量或残留量。

因此，按法规规定添加使用食品添加剂后的食品都是安全的。

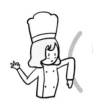

当前，由于食品安全事件的不断发生，很多人一提到加工食品就会提心吊胆，人们貌似更青睐标有"纯天然""无污染""无添加"等字眼的食品。然而，这些天然食品真的安全吗？

> **天然食品**　所谓天然食品，是相对于加工食品而言的，它是一种自然状态的食品。

有些专家称天然食品的好处在于保持了大自然赋予的营养成分和保健作用。但事实上，目前国内外对天然食品并没有出台相关标准的界定，也没有专门的认证。天然、野生等食品商标其实只是一种对消费者的误导行为。

生活中经常会发生某人因"误食野蘑菇、河豚、新鲜的黄花菜、发芽的土豆、未熟的扁豆等"而中毒的事件。

一　有些动植物本身含有天然毒素，如新鲜的黄花菜本身含有秋水仙碱，它在人体内会氧化变成二秋水仙碱，从而对人的呼吸道和消化道有一定的刺激性。

二　不科学的膳食同样会给人们带来健康隐患，如土豆发芽会产生一种毒性相当强的"天然物质"——龙葵碱，食用后可出现呕吐、腹泻和神经毒性等中毒症状，严重者甚至会死亡。

三　许多天然植物在种植、收获、储存、制作过程中受到环境污染也会导致食品不安全。

可见，天然食品一定安全的说法显然是存在误区的。

另外，有些消费者对食品添加剂也存在一定的误解，其实，应该辩证地看待食品添加剂。一些食品添加剂可以提高食品的质量和营养价值，改善食品的感观性质，延长食品的保质期。

只要正确合理使用食品添加剂，加工食品在一定程度上并不逊色于天然食品。

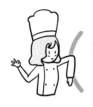

要注意食源性疾病对人体的伤害

食源性疾病	指通过摄食而进入人体的有毒有害物质（包括生物性病原体）等致病因子所造成的疾病。

感染性	人畜共患传染病	食源性肠道传染病	食源性寄生虫病
中毒性	食物中毒	化学性有毒有害物质所引起的疾病	

预 食源性疾病的预防

❶ 不买不食腐败变质、污秽不洁及其他含有害物质的食品。

❷ 不食用来历不明的食品；不购买无厂名、厂址和保质期等标识的食品。

❸ 不随意购买、食用街头小摊贩出售的劣质食品、饮料。这些劣质食品、饮料往往卫生质量不合格，食用后会危害健康。

❹ 不食用在室温条件下放置超过2小时的熟食和剩余食品。

❺ 不随便吃野菜、野果。野菜、野果的种类很多，其中有些含有对人体有害的毒素，缺乏经验的人很难辨别清楚，只有不随便吃野菜、野果，才能避免中毒，确保安全。

❻ 生吃瓜果要洗净。瓜果蔬菜在生长过程中不仅会沾染病菌、病毒、寄生虫卵，还有残留的农药、杀虫剂等，如果不清洗干净，不仅可能染上疾病，还可能造成农药中毒。

❼ 不饮用不洁净的水或者未煮沸的自来水。水是否干净，仅凭肉眼很难分清，清澈透明的水也可能含有病菌、病毒，烧开后饮用最安全。

❽ 直接食用的瓜果应用洁净的水彻底清洗并尽可能去皮；不吃腐烂变质的食物。食物腐烂变质，就会味道变酸、变苦，散发出异味，这是由于细菌大量繁殖引起的，吃了这些食物会造成食物中毒。

❾ 进食前或便后应将双手洗净，养成吃东西前洗手的习惯。人的双手每天接触各种各样的东西，会沾染病菌、病毒和寄生虫卵。吃东西前认真用香皂或洗手液洗净双手，才能降低"病从口入"的可能性。

❿ 在进食的过程中如发现感官性状异常，如食物变色、变味、沉淀、杂质、絮状物、发霉等现象，应立即停止进食。

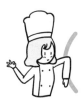

提高安全意识，谨防食物中毒

食物中毒	属于食源性疾病中的一种，是指摄入了含有生物性、化学性有毒有害物质的食品，或把有毒有害物质当作食品摄入后所出现的非传染性急性、亚急性疾病。

　　食物中毒有潜伏期短、发病急剧、人与人之间无直接传染的发病特点，临床表现多以急性胃肠道症状为主，如恶心、呕吐、腹痛、腹泻等。发病与某种食物有关，病人有食用同一食物史，未食用者不发病。

 临床表现 ＞ 恶心　腹痛　呕吐　腹泻 ……

1 基本知识和理念

俗话说"病从口入"，预防食物中毒的关键在于把牢饮食关，搞好饮食卫生。养成良好的卫生习惯，勤洗手，特别是饭前便后，用除菌香皂、洗手液洗手。

(1) 不随便吃野果，不吃野生动物。

(2) 不去无照经营的摊点、饭店购买食品或者就餐。

(3) 不购买和食用有毒的食物，如毒蘑菇、发芽的土豆等。

(4) 烹调食物要彻底加热，做好的熟食要立即食用，贮存熟食的温度要低于7℃，经贮存的熟食品在食用前要彻底加热。

(5) 避免生食品与熟食品接触，不能用切生食品的刀具、砧板再切熟食品。生、熟食物要分开存放。

(6) 避免昆虫、鼠类和其他动物接触食品。

另外，还要谨慎选购包装食品，认真查看包装标识；查看基本标识、厂家厂址、电话、生产日期是否标示清楚、合格。

(7) 不吃毛蚶、泥蚶、炝虾等违禁生食水产品。

(8) 不买无商标或无出厂日期、无生产单位、无保质期限等标签内容的罐头食品和其他包装食品。

(9) 按照低温冷藏的要求贮存食物，控制微生物的繁殖。

(10) 瓜果、蔬菜生吃时要洗净、消毒。

(11) 肉类食物要煮熟，防止外熟内生。

(12) 不随意采捕食用不熟悉、不认识的动物和植物（野蘑菇、野果、野菜等）。

(13) 不吃腐败变质的食物。

1 基本知识和理念

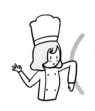

"食物相克"不可信

在营养学和食品安全理论中，并没有"食物相克"之说。迄今也没有看到在现实生活中真正由于食物相克导致的食物中毒案例及相关报道。

"食物相克"致人死亡的说法，很可能是偶然巧合导致，一般多是由于食物中毒，或是特殊体质对食物产生的过敏反应，并非是"食物相克"。

生活中，所谓的"食物相克"，一方面是认为食物含有大量的草酸、鞣酸，与钙结合影响营养吸收。事实上，大部分植物性食物中均含有草酸，以菠菜和豆腐为例，虽然草酸能与部分钙结合，但其影响小，没有被结合的钙仍可被人体吸收利用。何况，菠菜和豆腐中还含有蛋白质、多种维生素、矿物质、膳食纤维及其他有益健康的植物化学物。

因此，不能因为食物中某个不确定的影响因素而放弃整个食物。

另一方面是认为与食物间发生化学反应有关。以"虾和水果相克"为例，认为虾中的五价砷和水果中的维生素C发生化学反应，可生成三氧化二砷（俗称"砒霜"）而引起中毒。我国食品安全标准对海产品中砷有限量规定。每千克虾中含五氧化二砷的含量不超过0.5毫克，而砒霜中毒剂量是50毫克，根据转换系数计算，即使虾中含有的砷达到最高限量，而且有足够的维生素C转化，也相当于一个人要吃40千克虾，才能达到中毒剂量。

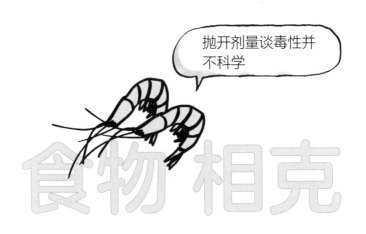

抛开剂量谈毒性并不科学

食物相克

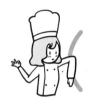

不容忽视的食物过敏

> **食物过敏**　食物过敏是因摄入某种食物（或其中某些成分、添加物）而引起的特殊不良或异常反应。

这种食物不良反应与食物中的细菌或霉菌毒素、病毒、化学污染物等生物性、化学性有毒有害成分无关，也与因主观厌恶某种食物而引起的心理反应无关。

近年来，食物过敏引起越来越多的关注。据估计，全球近30%的人一生中会经历一次或多次食物过敏。

《食品安全国家标准 预包装食品标签通则（GB 7718—2011）》中，列出了八类可能导致过敏反应的食品及其制品。

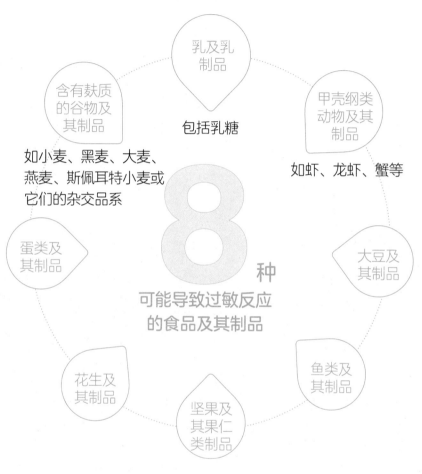

乳及乳制品

包括乳糖

含有麸质的谷物及其制品

如小麦、黑麦、大麦、燕麦、斯佩耳特小麦或它们的杂交品系

甲壳纲类动物及其制品

如虾、龙虾、蟹等

蛋类及其制品

大豆及其制品

8 种

可能导致过敏反应的食品及其制品

鱼类及其制品

花生及其制品

坚果及其果仁类制品

在食品加工过程中可能带入上述食品或其制品，需在配料表临近位置加以提示。因此，有家族过敏史或既往有过敏经历的人群，购买食物时，应注意查看配料表，避免摄入相应食物。

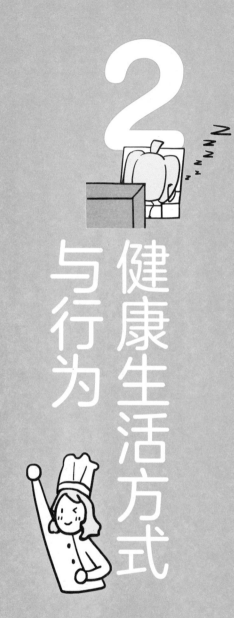

2

健康生活方式与行为

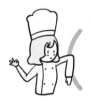

饮食安全离不开科学的烹饪

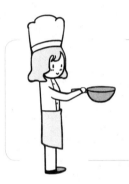

烹调是指将经过加工处理的烹饪原料用加热和加入调味品的综合方法制成菜肴的技术，是一门"锅中技术"。

 要科学地烹调食物

　　加热是食品烹调的主要环节，要保证食品安全，对加热产生的两面性应有充分认识，并做到掌握火候。

　　加热可杀灭微生物，是保证食品安全的重要措施。63~65℃经30分钟，70℃经5~10分钟，85~90℃经3分钟或100℃经1分钟加热，一般细菌就会被杀死，但不能杀死细菌芽孢、真菌孢子。

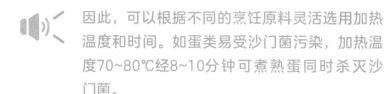因此，可以根据不同的烹饪原料灵活选用加热温度和时间。如蛋类易受沙门菌污染，加热温度70~80℃经8~10分钟可煮熟蛋同时杀灭沙门菌。

食物中的维生素和矿物质及微量元素极易在加工烹调中损失。

① 蔬菜加工应该提倡"先洗后切，急火快炒"的原则。

② 烹调好的蔬菜切忌反复加热，也不要长时间煎煮。

③ 烹调方法不当可使水溶性维生素损失较多，例如加碱可破坏B族维生素和维生素C。

④ 炒菜时如温度在60~70℃长时间不盖锅盖，菜中氧化酶可将维生素C氧化；若急火快炒，使温度骤升到80℃以上，先将氧化酶破坏，可减少维生素C氧化。

⑤ 米不宜多淘、发馒头加碱要适中，过量会破坏米面中的维生素B_1。

因此，为了保证食品营养和风味以及防止产生有害成分，切忌烹调温度太高或时间太长。

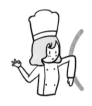

素养 11

要有合理的膳食制度和良好的饮食习惯

 进餐的时间和次数要合理

一日三餐的进食规律是千百年来适应消化功能而形成的。人体的消化功能已形成"生物钟",有节律地进行生理活动。定时定量进餐可以使胃的负担适度,养成条件反射刺激,使大脑皮层形成动力定型,保证消化液的充分分泌,利于食物的消化吸收,并保证良好的食欲。

 三餐热量分配要合理

 保证早餐的质和量

有些人根本不吃早餐,有些人早餐吃得很马虎,有些人则只吃含蛋白质而无碳水化合物的牛奶、鸡蛋。如果早餐完全是蛋白质,不能保证血糖的充分供应;如果早餐完全是淀粉类食物,也不能使食物在胃内停留4~5个小时,会有饥饿感。

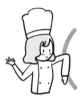

素养 12

膳食平衡谷物为主，主食餐餐不能少

我国居民习惯把谷类食物作为主食。

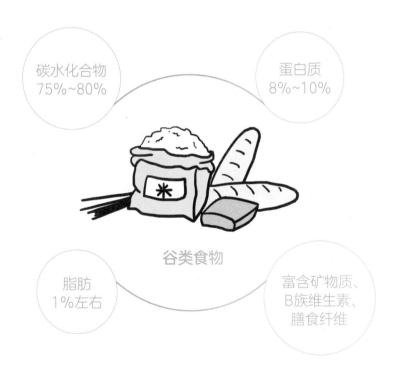

碳水化合物
75%~80%

蛋白质
8%~10%

脂肪
1%左右

谷类食物

富含矿物质、
B族维生素、
膳食纤维

谷物为主的膳食模式，不仅可以提供充足的能量，保障碳水化合物供给能量达到膳食总能量的一半以上，还能减少动物性食物和脂肪的摄入，降低心血管疾病和糖尿病等慢性病的发病风险。

 谷物为主是平衡膳食的基础，所以一日三餐都要摄入充足的谷类食物。每餐都应该有米饭、馒头或面条等主食类食物。

各餐主食可选不同种类的谷类食材，通过不同的烹饪方式制成不同口味的主食，可丰富谷类食物的选择，从而容易实现谷物为主的膳食模式。

 不吃主食危害多

 主食类食物营养丰富，是人类最基本最主要的营养源。

不吃主食会伤脾胃和肝肾。头发生长与润泽，主要有赖于肾脏精气及肝脏血液的滋养，而未老先衰、发脱早白，则主要是由肝肾中精血不足所致，其直接原因是脾胃提供的主食营养不足所造成的。主食主导地位不可动摇，因此必须要吃主食。

肥胖，不是吃主食的错

近年来，很多人认为吃富含碳水化合物的主食，会引起肥胖，所以少吃或不吃主食可以达到减肥的目的。这是不正确的。

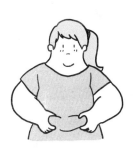

肥胖的真正原因是能量过剩，即能量摄入大于能量消耗。

碳水化合物、蛋白质和脂肪这三类产能营养素中，每克碳水化合物或蛋白质在人体内可产生约4千卡的能量，而每克脂肪可产生9千卡能量，是碳水化合物的2.2倍，因此脂肪比碳水化合物更容易造成能量过剩。

若通过减少主食的摄入减少能量摄入，的确会对体重控制有所帮助。但若因此增加了更多的蛋白质和脂肪摄入，可能非但不能减肥反而会增重。

另外，少吃或不吃主食，虽然控制了能量摄入，但也因此减去了谷类提供维生素和矿物质的来源，这会打破均衡的膳食平衡，长期如此对健康不利。

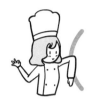

素养 13

主食不能过于精白，糖尿病风险会增加

我国居民糖尿病发病率在最近20年来呈现飞速上升的趋势，其中最主要的一个原因是人们的主食精制程度过高。

食用过多精白淀粉类食品不利于预防多种慢性病。

随着人们生活水平的提高，市售大米、白面越来越白、越来越细，其中维生素和矿物质营养价值不断降低，血糖反应越来越高。

调查研究发现，由于人们体力活动严重不足，腰腹肥胖严重，致使胰岛素敏感性下降，血糖控制能力低下，摄入过多白米饭会显著增加糖尿病风险。

控制血糖，多吃五谷杂粮类食物是关键。

多数五谷杂粮类食材经过烹调后的餐后血糖反应都明显低于精白米饭和馒头，而且维生素、矿物质含量是精白大米的几倍到十几倍。并且这些五谷杂粮类食物，富含膳食纤维，经常摄入，能够帮助肠道中的大肠埃希菌水平维持在健康状态。

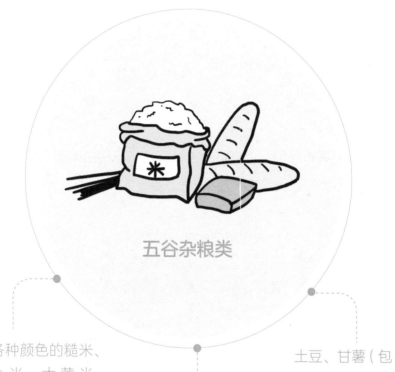

五谷杂粮类

各种颜色的糙米、小米、大黄米、高粱米、大麦、燕麦、玉米、荞麦等全谷物。

红小豆、绿豆、芸豆、干蚕豆、干豌豆、小扁豆等很多富含淀粉的杂豆类。

土豆、甘薯（包括白薯、红薯和紫薯）、山药、芋头等薯类食物。

2 健康生活方式与行为

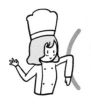

每天食用全谷物和杂豆

餐餐有谷物，但每餐的主食不能只吃精白米面，还需将全谷物和豆类等粗粮融入一日三餐。

| 全谷物 | 指未经精细化加工或虽经碾磨（粉碎或压片等）处理但仍保留有完整谷粒的胚乳、胚芽、麸皮及其天然营养成分的谷物。 |

全谷物保留了天然谷物的全部成分。与精制谷物相比，全谷物可提供更多的B族维生素、矿物质、膳食纤维等营养成分及有益健康的植物化学物。

| 杂豆 | 指除了大豆之外红豆、绿豆、芸豆、花豆等。 |

杂豆的蛋白质含量高，脂肪含量低，并含有丰富的B族维生素、矿物质和膳食纤维。更重要的是，杂豆富含

赖氨酸，与谷类食物搭配食用，可以通过食物蛋白质互补作用，提高谷类营养价值。

粗粮并非吃得越多越好

> 每一种粮食都有其独特的营养特性，因此，吃粗粮要和主粮粗细搭配食用更为合理。

另外，粗粮有营养，而且很多粗粮都是属于药食两用的，适量吃有益于身体健康，但是粗粮富含粗纤维，食用过多不易于消化，因此最好适量食用。

粗粮要分人群食用

需要注意的是，不是所有人都适合吃粗粮。

应少吃或不吃粗粮的四类人

消化功能差的人

胃溃疡、十二指肠溃疡等患者消化功能比较弱，由于粗粮较粗糙，会与胃肠道产生物理摩擦，容易造成溃疡处疼痛。另外，由于粗粮含有较多的膳食纤维，不易消化，吃多了膳食纤维会在大肠细菌作用下产酸产气，引起不适，所以容易胀气的人不建议食用。

贫血、缺钙的人	由于粗粮中膳食纤维、草酸、植酸含量较高，既会抑制钙质，也会抑制铁的吸收，而铁是血液中血红蛋白的组成成分，因此，贫血、缺钙的人要少吃粗粮。
痛风患者	痛风与嘌呤代谢紊乱或尿酸排泄减少所致的高尿酸血症直接相关。由于粗粮中的杂豆类嘌呤含量较高，易引起尿酸增高，所以痛风患者急性期应尽量避免进食。
肾脏病患者	粗粮有许多健康效应，所以肾脏病患者如果控制好量，也是可以吃粗粮的，如每天吃50克是没问题的。但由于粗粮中蛋白质、钾、磷等含量较高，会加重肾脏的负担，进而影响肾脏功能，故对于终末期的肾脏病患者，需要严格控制非优质蛋白质的摄入量，应避免吃粗粮。

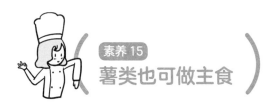

常见的薯类有马铃薯（土豆）、甘薯（红薯、紫薯）。目前，薯类在我国作为主食和蔬菜都有食用。从能量来考虑，薯类的能量比蔬菜高3~5倍，与米饭能量更接近。

红薯还是β-胡萝卜素的良好来源

薯类是货真价实的低脂、高膳食纤维、高钾低钠的食物，而且富含纤维素和果胶等，可促进肠道蠕动，预防便秘。

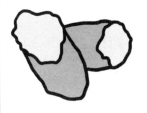

薯类的维生素C含量与其他根茎类蔬菜类似，这是谷类食物中所没有的。红薯还是β-胡萝卜素的良好来源。

《中国居民膳食指南（2016）》建议，平均每天摄入50~100克薯类食物。

2 健康生活方式与行为

知识链接：**红薯与紫薯的营养比较**

红薯　又称地瓜、甘薯等，富含淀粉、膳食纤维、胡萝卜素、维生素以及钾、铁、钙、硒、铜等10余种矿物质元素。

紫薯　紫薯是从国外引进的一种红薯新品种，其薯皮呈紫黑色、肉质呈紫红色。紫薯中基本含有红薯所有的营养物质，如蛋白质、膳食纤维、维生素及微量元素等，而紫薯之所以呈现出紫红色，是因为其含有花青素，花青素是一种强抗氧化剂，其清除自由基的能力要强于维生素C和维生素E。

因此，从营养成分角度来讲，紫薯的确比红薯的营养成分更丰富。

　　但是一次大量食用薯类容易出现腹胀、矢气等表现，有时还会刺激胃酸大量分泌而产生"烧心"感，所以薯类虽有营养，但也要适量食用。

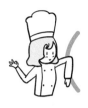

动物性食品优先选择鱼和禽

鱼、禽、蛋、肉均属于动物性食物，富含优质蛋白质、脂质、维生素和矿物质，是平衡膳食的重要组成部分。

动物性食物蛋白质含量普遍较高，氨基酸组成更适合人体需要，利用率高，但脂肪含量较高，能量高。有些动物性食品，如蛋类含有较高的胆固醇，畜肉类含有较多的饱和脂肪酸，摄入过多往往会引起肥胖，增加心血管疾病等的发病风险。

鱼类食物	>	脂肪含量相对较低，不饱和脂肪酸含量较为丰富，有些鱼类富含EPA（二十碳五烯酸）和DHA（二十二碳六烯酸），对预防血脂异常和心血管疾病等有一定作用，可作为动物性食品的首选。
禽类食物	>	脂肪含量也相对较低，脂肪酸组成优于畜肉类脂肪，可优于畜肉类选择。

2 健康生活方式与行为

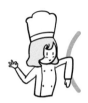

瘦肉要适量，肥肉要少吃

研究表明，摄入过多动物蛋白质或动物脂肪会导致癌症的发生率升高。许多家庭顿顿不能离开鱼、肉，宴席上更是荤素比例严重失调，这种饮食模式不能不令人忧虑。当然，美味的肉食产生的不只是危害，其中丰富的蛋白质和微量元素对人体也是非常有益的。那么爱吃肉的我们，应该如何做到既满足口腹之欲，又保证营养健康不打折扣呢？

把握住一条原则：吃肉要适量，肥肉要少吃。

吃肉要适量

按照中国营养学会的推荐，每天只需吃50~75克肉就够了。减少吃肉的次数和摄入量，每次少吃一点，然后增加运动量。如此，既能够满足食欲，感受生活的美妙，又能避免摄入过量肉类脂肪，减少发胖的危险。

肥肉要少吃

不同种类的肉，脂肪含量不一样，甚至不同部位、不同品种的肉，脂肪含量也相差甚远。

凡是多汁的、味香的、柔嫩的，基本上都是高脂肪肉类。

排骨的脂肪含量可达30%以上，烤鸭的脂肪含量可达40%以上，肥牛、肥羊的脂肪含量也相当高，鸡翅是鸡身上脂肪最多的部位。

凡是肉老的、发柴的、少汁的、香气不足的，基本上都是低脂肪肉类。

肉质柴的鸡胸肉、没香气的兔子肉和质地嫩、没滋味的里脊肉，都是低脂肪肉。

虽然低脂肪肉相对来说比高脂肪肉健康。但是如果不注意吃的方式也无济于事。比如用鸡胸肉做的辣子鸡丁、用兔肉做的香辣兔肉，还有油、盐、糖用量均很多的糖醋里脊，这些吃法都和低脂、低热量的目标背道而驰。

与此同时还要考虑其他食物是否健康。如果吃低脂肪肉的同时，搭配一瓶含糖饮料或一份油腻腻的炒菜，即便将高脂肪肉换成了低脂肪肉，也达不到应有的健康效果。

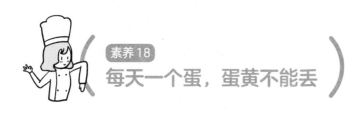

素养18

每天一个蛋，蛋黄不能丢

可供食用的蛋类有鸡蛋、鸭蛋、鹅蛋、鹌鹑蛋、鸽子蛋等，经常食用的是鸡蛋。各种蛋的营养成分大致相同。

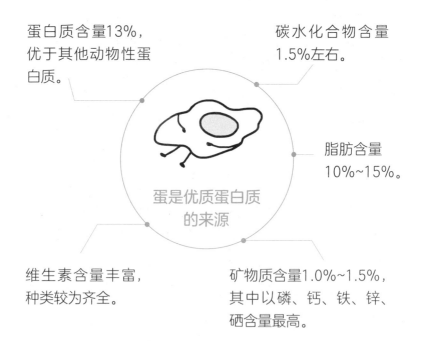

蛋白质含量13%，优于其他动物性蛋白质。

碳水化合物含量1.5%左右。

脂肪含量10%~15%。

蛋是优质蛋白质的来源

维生素含量丰富，种类较为齐全。

矿物质含量1.0%~1.5%，其中以磷、钙、铁、锌、硒含量最高。

《中国居民膳食指南（2016）》建议，在其他食物（奶类、肉类和鱼虾）都正常摄入的情况下，每周不要超过7个鸡蛋。当然，如果食谱中奶类、肉类和鱼虾等动物食品摄入不足，多吃几个鸡蛋也不会有什么问题。

另外，蛋黄是蛋类中脂肪、维生素和矿物质的主要集中部位，并且脂肪组成以多不饱和脂肪酸为主，磷脂和胆碱含量也较高，对健康十分有益，因此吃鸡蛋不要丢弃蛋黄。

知识链接：鸡蛋怎么吃最健康

鸡蛋是优质蛋白质的最佳来源之一，可采用多种烹调方式，但如果加工方法不当，可影响鸡蛋营养的消化、吸收和利用。

烹调受热的时候，鸡蛋中的脂肪和胆固醇的氧化程度都会上升，而脂肪氧化产物和糖类一样，都含有羰基，能替代糖类和蛋白质发生反应，对人体健康就可能产生潜在影响。相比而言，整煮蛋的保护程度最为严密，和氧气的接触最少，鸡蛋中的脂肪、胆固醇和蛋白质不会受到氧化，对人体没有明显害处。就营养方面的吸收和消化率来讲，煮蛋为100%，炒蛋为97%，嫩炸为98%，老炸为81.1%，开水、牛奶冲蛋为92.5%，生吃为30%～50%。

由此可见，煮鸡蛋是鸡蛋的最佳吃法。如果家里是给孩子和老人吃的话，也可以选择蒸蛋羹和煮蛋花汤。

知识链接："柴鸡蛋"和普通鸡蛋

市场上可以见到挂出各种不同品名的鸡蛋售卖，如柴鸡蛋、土鸡蛋、普通鸡蛋等。那么，柴鸡蛋比普通鸡蛋更有营养吗？

柴鸡蛋

"柴鸡蛋"又称土鸡蛋、笨鸡蛋，是指人工饲养，饲料以米、菜、地表昆虫等（各种营养更为平均）为主，几乎不含化工元素，且在正常环境下抱窝产出的鸡蛋。市面上，柴鸡蛋的价格通常要比普通鸡蛋贵一些。

但其实，柴鸡蛋与普通鸡蛋的营养价值相差不大，在营养成分含量上也各有所长。有研究机构曾经专门对柴鸡蛋和普通鸡蛋中17种氨基酸含量进行测定分析，发现两者没有明显的差异，且其蛋白质、脂肪、维生素等营养成分也几乎没有区别。

另外，一般较大规模的养鸡场给鸡吃的饲料都是经过科学配制的，普通鸡蛋中的钙、镁、铁等微量元素的含量还可能会高于柴鸡蛋。

因此，单从营养角度来说，柴鸡蛋与普通鸡蛋的营养差别不大，大家可以根据自己的喜好选择，没必要刻意吃柴鸡蛋。

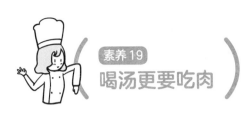

很多人喜欢炖汤喝，比如鸡汤、鱼汤、骨头汤等。大多数人也认为汤的营养好，喝完汤之后剩下的肉没有什么营养了，再说也不好吃，就全部丢弃了。实际上，这种做法并不对。

从现代科学的观点来看，肉中的主要营养物质是蛋白质，其他的成分还有脂肪、维生素、矿物质等。在炖肉的过程中，脂溶性的香味物质溶解在脂肪中，并伴随脂肪进入汤里；水溶性的香味物质自然而然地溶解到了汤汁里。溶解有这么多的香味物质，炖出来的汤自然很美味。

肉中的蛋白质只有一小部分溶到了汤里，很难超过总数的10%。

如果只喝汤，不吃肉的话，相当于浪费了90%以上的蛋白质。

2 健康生活方式与行为

一般汤里的肉不好吃，这是因为炖汤的过程中加盐的问题。盐的加入会促进蛋白质的溶解，增加汤中的蛋白质含量。但另一方面，盐的加入会导致肉脱水，使其变得干涩，失去了滑嫩的口感。

炖汤时正确的放盐方法是，将炖好的汤降温至80~90℃时，再加入适量的盐，这样汤中的肉口感最好。

因此，最佳吃法当然是既喝汤，又吃肉，但要注意控制盐的用量和加入的时间，尽量保持肉的鲜美。如果只能二选一的话，那么要美味，喝汤；要营养，吃肉。

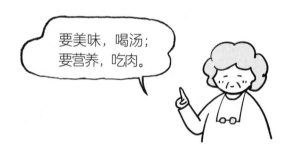

要美味，喝汤；
要营养，吃肉。

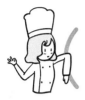

少吃烟熏和腌制肉制品

> **肉制品**　肉制品是经过盐渍、风干、发酵、熏制或其他为增加口味或改善保存而处理过的肉类。

　　大部分肉制品含有猪肉或牛肉，但也有可能包含其他红肉、禽肉、动物杂碎，或包括血在内的肉类副产品。例如肉肠、火腿、香肠、咸牛肉、牛肉干、肉类罐头、肉类配料和调味汁等。

　　烟熏和腌制动物性食物虽然是我国传统保存食物的方法，但是这些加工方法不仅使用了较多的食盐，同时也存在一些食品安全和健康隐患，长期食用对人体健康带来风险。

　　少吃烟熏和腌制动物性食物可以减少带来疾病的风险。

2　健康生活方式与行为

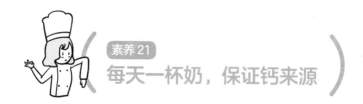

每天一杯奶，保证钙来源

奶类是一种营养成分丰富、组成比例适宜、易消化吸收、营养价值高的天然食品，市场上常见的主要有液体奶、酸奶、奶酪、奶粉等。

牛奶中蛋白质含量平均为3%。

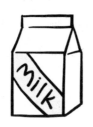

必需氨基酸比例符合人体需要，属于优质蛋白质。

牛奶中富含钙，每100克全脂未营养强化牛奶中平均含有104毫克钙，而且钙磷比例合适，还有丰富的维生素D、乳糖、小分子氨基酸等促进钙的吸收，使钙的吸收利用率高，是膳食钙的良好来源。

《中国居民膳食指南（2016）》中推荐每人每天应摄入300克液体奶或相当量的奶制品，这样有助于保持膳食结构平衡，保证人体正常生理活动和骨质生长。

　　对于儿童、青少年、孕妇、乳母等身体需要更多钙质的人群，应该摄入更多的奶制品，才能保证满足身体所需。而老年人由于年龄增加，骨质疏松的风险高，但由于消化吸收能力下降，肉类摄入减少，所以更应该保证每天有足够的奶制品的摄入。

　　🔗 知识链接：**只喝牛奶并不能补充身体所需的所有营养**

　　牛奶中虽然含有丰富的蛋白质和钙，同时也是B族维生素和多种矿物质元素的良好来源，但仅仅靠牛奶来补充营养是不科学的。

　　一个正常成年人若仅靠饮用牛奶来补充每日所需的蛋白质和钙，则需要的牛奶量各约为7盒和3盒（每盒200克）。

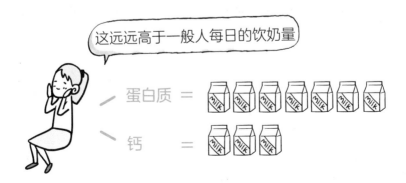

这远远高于一般人每日的饮奶量

蛋白质 ＝

钙 ＝

而且我们每天所需要的能量和其他营养素如碳水化合物、维生素C、膳食纤维、铁等在奶和奶制品中含量都较低。

因此，光靠牛奶补充营养远远不够，还需要均衡膳食，摄入多种食物。

知识链接：牛奶并非喝得越多越好

有人认为牛奶是健康食品，于是就大量饮用甚至当成水喝，这是万万不可的。过量摄入牛奶不仅会降低其营养成分的吸收，甚至可能引起腹泻。此外，饮用过多的牛奶会影响其他食物的摄入，导致营养不均衡。因此，饮用牛奶要适量。

知识链接：牛奶应该怎么喝

- 牛奶稍加热后饮用可使肠胃活跃，利于吸收。
- 喝牛奶时不宜空腹，可搭配面包等含淀粉的固体食物同时摄入，以增加其在胃肠道内的停留时间，进而促进吸收利用。

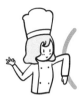

乳糖不耐受人群可适量饮用酸奶

有些人由于体内缺少分解乳糖的酶，在喝牛奶时会出现腹胀、腹泻或腹痛等不适症状，称为乳糖不耐受。

乳糖存在于几乎所有动物的奶中，只是通过发酵加工后的奶制品如酸奶中的乳糖含量很少或几乎没有，乳糖不耐受可通过每天饮用酸奶来替代牛奶给身体补充钙元素。

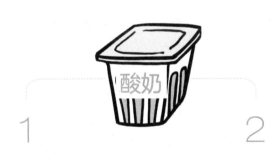

1

保留了牛奶绝大部分的营养成分，经过发酵，奶中的乳糖、蛋白质和脂肪都有部分分解，更容易被人体吸收，是膳食中钙、蛋白质的良好来源。

2

含有丰富的益生菌，对人体健康益处良多。

知识链接：酸奶的最佳饮用方式

| 每天持续饮用 | 酸奶中所含的益生菌在肠道中易于排出体外，持续适量的摄入有助于增加有益菌的数量，改善肠道有益菌的生存环境。 |

| 不宜空腹饮用 | 酸奶最好在饭后2小时左右饮用，此时胃酸被稀释，可减少乳酸菌被胃酸杀死的概率。 |

| 酸奶不要加热 | 酸奶中的活性乳酸菌经加热或开水稀释会大量死亡，不仅失去其特有风味，营养价值也损失较大。 |

| 晚上睡前喝酸奶后要刷牙 | 如果晚上睡前喝酸奶，至少在睡觉之前一个小时喝，而且喝完后要记得及时刷牙，否则酸奶中的某些菌种及酸性物质会对牙齿造成一定的损害。 |

 知识链接：乳酸菌饮料不等同于酸奶

　　市场上的乳酸菌饮料虽然也添加有益生菌，具有调节肠道菌群的作用，但营养价值远低于酸奶。二者的食品配料不同，酸奶的主要原材料是牛乳，而乳酸菌饮料的主要原材料为水；蛋白质含量也不同，每100克酸奶和乳酸菌饮料中平均蛋白质含量分别为2.5克和0.8克；酸奶中钙的含量也高于乳酸菌饮料。

1

要选择规模较大、产品质量和服务质量较好的知名企业的产品。

2

酸奶可分为纯酸奶、调味酸奶、果汁酸奶，购买时要仔细看产品包装上的标签，特别是配料表和产品成分表。

选购酸奶

3

要认真区分是纯酸奶还是酸牛奶饮料（如调味酸牛奶、果汁酸牛奶等），酸牛奶饮料中蛋白质、脂肪的含量较低，一般都在1.5%以下，选购时要看清产品标签内容。

4

由于酸牛奶产品保质期较短，一般少于1个月，且需在2~6℃温度下保存，因此选购酸牛奶应少量多次。

5

消费者在食用时应仔细品尝，优质的酸奶应具有酸牛乳特有的气味，无酒精发酵味、霉味和其他不良气味。

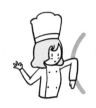

素养 23
常吃豆制品，补充蛋白质

大豆包括黄豆、黑豆和青豆。大豆富含优质蛋白质、不饱和脂肪酸、钙、B族维生素、维生素E和膳食纤维等营养素。

1 大豆是优质的蛋白质来源，蛋白质含量为35%~40%。

2 除蛋氨酸外，其余必需氨基酸的组成和比例与肉类蛋白质相似。

每天食用大豆或相关豆制品可以消除因过多食用肉类给健康带来的不利影响。而且大豆含有丰富的赖氨酸，是与谷类蛋白质互补的天然理想食品。

《中国居民膳食指南（2016）》中建议，每人每天应摄入25~35克大豆或相当量的豆制品。

大豆中脂肪的含量为15%~20%，其中不饱和脂肪酸含量占85%，亚油酸高达50%。大豆中碳水化合物含量为25%~30%，有一半是膳食纤维，其中棉籽糖和水苏糖在肠道细菌作用下发酵产生气体，可引起腹胀。

大豆中植酸含量较高，可能会影响铁和锌等矿物元素的生物利用率。所以，在食用大豆类食物时，要注意合理搭配。

大豆中磷、铁、钙的含量丰富，明显多于谷类。

大豆中还含有大豆皂苷、大豆异黄酮、植物固醇、大豆低聚糖等多种有益于健康的植物化学物质。

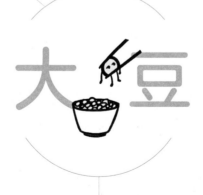

大豆中维生素B_1、维生素B_2和烟酸等B族维生素的含量也比谷类高数倍，并含有一定量的胡萝卜素和丰富的维生素E。

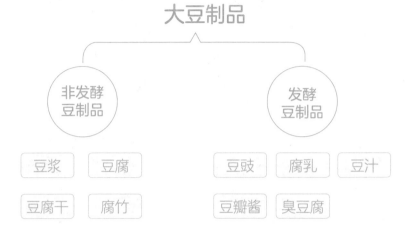

以提供的蛋白质计

40克大豆 = 200克豆腐 = 100克豆腐干 = 30克腐竹
= 700克豆腐脑 = 800克豆浆

　　豆制品发酵后蛋白质部分分解，较易消化吸收，某些营养素（如微生物在发酵过程中合成的维生素B_2）含量有所增加。大豆制成豆芽，除了含有原有的营养成分外，还含有较多的维生素C，因此当缺乏新鲜蔬菜时，豆芽是维生素C的良好来源。

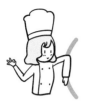

素养 24

不能用豆浆代替牛奶

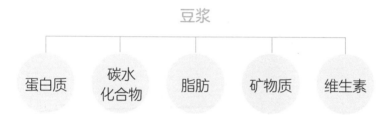

豆浆

蛋白质　碳水化合物　脂肪　矿物质　维生素

- 豆浆中蛋白质是优质的植物蛋白，其中赖氨酸含量较高，是人体主要的必需氨基酸之一。

- 豆浆中脂肪含量中等，亚油酸等不饱和脂肪酸和卵磷脂含量丰富，有降低胆固醇和增进记忆力的作用。

- 同时，胆固醇含量很低，因此非常适合老年人及心血管疾病患者饮用。

但豆浆中钙和维生素C的含量远低于牛奶，锌、硒、维生素A、B族维生素的含量也比牛奶低，它们在营养上各有特点，所以最好每天都喝点牛奶和豆浆。

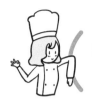

素养 25

坚果有益，但不能过量

坚果常以干品消费，富含脂肪、蛋白质、矿物质、维生素E和B族维生素。

坚果的脂肪含量可达到40%以上，且其脂肪酸以单不饱和脂肪酸为主。

树坚果类

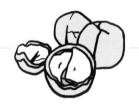

果实种子类

按照来源

常见坚果主要有板栗、核桃、扁桃仁、杏仁、腰果、开心果、松子、榛子、花生、葵花子、西瓜子、南瓜子等。

> 每周吃适量的坚果有利于心脏的健康。

但坚果属于高能量食物，其能量应该计算入一日三餐的总能量中。由于其脂肪含量高，若不知不觉中摄入过多，易导致能量摄入过剩，所以应摄入适量。

推荐平均每周食用50~70克，如果摄入过多，应减少一日三餐的饮食总能量。

坚果可以作为零食食用，也可以作为辅料烹饪入菜，加入到正餐中，还可以和大豆、杂粮等一起做成五谷杂粮粥和主食类食物搭配食用。

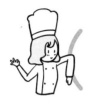

餐餐有蔬菜，深色蔬菜要过半

新鲜蔬菜富含维生素、矿物质、膳食纤维和植物化学物，同时还是 β-胡萝卜素、维生素C、叶酸、钙、镁、钾的良好来源；含水量高，能量密度低。

根据颜色深浅，蔬菜可分为深色蔬菜和浅色蔬菜。深色蔬菜指深绿色、红色、橘红色和紫红色蔬菜，具有营养优势，尤其是 β-胡萝卜素含量更高，是我国居民膳食维生素A的主要来源。此外，深色蔬菜中除叶绿素外，还含有多种色素和芳香物质，如番茄红素、花青素等，为蔬菜赋予丰富的色彩和香气，同时也是对身体健康有益的生理活性物质。

研究表明，增加蔬菜摄入可降低心血管疾病的发病风险，在不同的蔬菜种类中，深色叶菜和十字花科蔬菜的作用最为显著。

日常膳食要荤素搭配，保障餐餐有蔬菜。

《中国居民膳食指南（2016）》中建议成年人应保证每天摄入300~500克蔬菜，其中深色蔬菜要占一半以上。

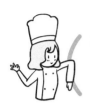

腌菜和酱菜不能代替新鲜蔬菜

　　腌菜和酱菜是一种储存蔬菜的方式，也是一种风味食物。但在制作过程中，会使用大量的食盐或含盐的酱油，还会导致蔬菜中的维生素损失。

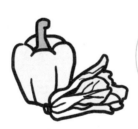

长期大量食用腌菜和酱菜会增加盐的摄入

同时也无法达到新鲜蔬菜能补充维生素的功效

从营养角度，腌菜和酱菜要少吃。

　　另外，新鲜蔬菜若放置时间过长，不仅水分丢失，口感也不好。而且当蔬菜发生腐烂时，还会导致其中的亚硝酸盐含量增加，对人体健康不利。蔬菜最好是吃当天购买的，并且选择不同品种的蔬菜合理搭配更有利于健康。

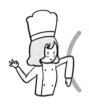

日常饮食中，很多人认为蔬菜和水果都来源于植物，都是富含维生素和矿物质的食物，他们之间可以互相代替。

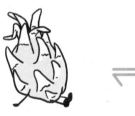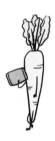

但是根据研究显示，水果和蔬菜的营养价值有所区别，两者之间不能互相代替。

1 大多数蔬菜，尤其是深色蔬菜中的维生素、矿物质和不可溶性膳食纤维等对人体有益的营养物质含量远远高于水果，鉴于此，选择蔬菜可以满足人体对这些营养成分的需求。

2　但是日常摄入水果也是必不可少的。水果的碳水化合物含量比蔬菜更高，且大部分为葡萄糖、蔗糖和果糖，可以更直接为身体所用。水果中还含有丰富的有机酸和芳香类物质，有软化血管，促进钙、铁吸收，刺激消化腺分泌，增进食欲和帮助消化的作用。

3　另外，水果中也含有较多的维生素，且一般是生食，维生素活性可以更大程度地保留，而蔬菜一般经加热烹调，维生素损失较大，所以通过生食水果来补充蔬菜中损失的维生素还是十分有必要的。

尽管蔬菜和水果的某些营养元素是相同的，但是两者皆有其不可替代性，每餐摄入蔬菜，每天摄入适量水果，是膳食平衡的重要一环。

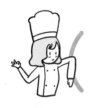

不能用果汁和果干代替水果

水果是膳食中钾、维生素C、果胶和类胡萝卜素、花青素、原花青素等抗氧化物质的重要来源。

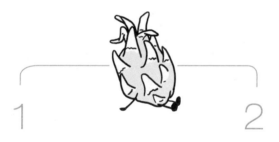

1

由于水果不需要烹调，食用也不需要加盐，而且它们有着高钾低钠的特性，对预防高血压十分有益。

2

大多数完整的水果被人体食用后的血糖反应较弱，而且热量较低、饱腹感较好，糖尿病患者也可少量食用。

研究发现，水果中除了钾之外，还有很多其他有益心脑血管的营养成分，比如其中的多酚类物质以及槲皮素等类黄酮物质，它们能够促进一氧化氮的释放，改善内皮细胞功能，这是果蔬食物预防心脑血管疾病的机制之一。

近年来的人体实验研究表明，富含类黄酮的水果（比如苹果）能够促进人体产生一氧化氮，扩张血管、降低收缩压，这和绿叶蔬菜的作用类似。

水果打成浆或榨成汁后

抗氧化物质和维生素C损失严重。

膳食纤维损失严重，饱腹感大幅度下降，升高餐后血糖的速度大大加快。

因此，膳食指南中推荐食用完整的水果，而不是把它们榨成果汁或打成浆来食用，除非有严重的咀嚼和消化方面的问题。

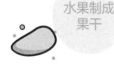

水果制成果干

维生素损失严重。

糖被浓缩了，比如葡萄干比鲜葡萄的糖分浓缩了约4倍。

所以食用水果干时，也要严格控制食用量避免摄入过量糖分。

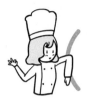

《中国居民膳食指南（2016）》指出，每人每天盐的摄入量不应超过6克。需要注意的是，这里所说的6克盐是指一天进食的所有食物中的盐含量，不仅包括炒菜做饭时添加的"食盐"的量，还包括许多食物中"看不到的盐"。

❶ 日常生活中常用的调味品，如酱油、蚝油、味精、鸡精、食醋、沙拉酱、豆瓣酱等，都含有盐的成分。

盐

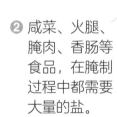

❷ 咸菜、火腿、腌肉、香肠等食品，在腌制过程中都需要大量的盐。

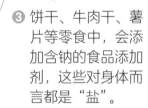

❸ 饼干、牛肉干、薯片等零食中，会添加含钠的食品添加剂，这些对身体而言都是"盐"。

由于高盐的食物可能会损伤肾脏等器官的正常功能，升高血压，影响身体健康，所以控制盐的摄入十分重要。

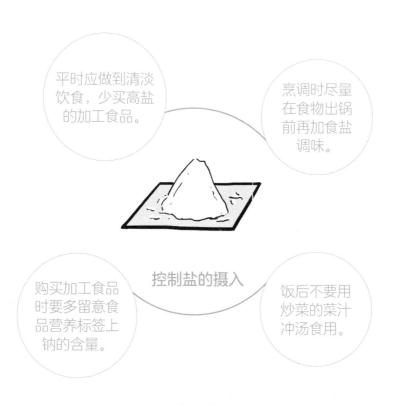

平时应做到清淡饮食，少买高盐的加工食品。

烹调时尽量在食物出锅前再加食盐调味。

购买加工食品时要多留意食品营养标签上钠的含量。

控制盐的摄入

饭后不要用炒菜的菜汁冲汤食用。

另外，酸味是咸味的增强剂，而甜味是咸味的减弱剂。因此烹调时应尽量少放糖，可以尝试加点柠檬汁，这样可以让咸味明显，而事实上并没有增加盐量。

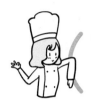

减少烹调油用量，降低慢性病患病风险

烹饪油 〉　　　植物油　　　动物油

- 烹调油的主要成分是脂肪，是人体必需脂肪酸和维生素E的主要来源，也有助于食物中脂溶性维生素的吸收利用。

- 但烹调油也是一种高能量的食物，每克脂肪可以产生9千卡能量，多吃油就是多摄入能量。

　　如果摄入的能量没有被消耗掉就会积累下来，变成脂肪储存体内，日积月累会容易产生超重甚至肥胖。肥胖是高血脂、高血压、糖尿病、动脉粥状硬化、冠心病和脑卒中等慢性病的危险因素。为了预防这些慢性病的发生，最好适当少吃油。

　　在探寻美食的过程中，可以通过定量和减少用油的方式，逐步地尝试减少油的使用量，也可以多采用蒸、煮、炖、凉拌等烹调方式来取代煎、炸等用油多的烹调方式，在保证菜肴口味的同时也可以兼顾健康。

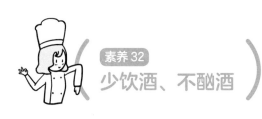

在我国，饮酒已成为日常生活的一种习俗，人们在节日、喜庆或交际场合往往要饮酒以示庆祝。

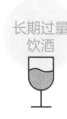

长期过量饮酒

❶ 使食欲下降，食物摄入量减少，从而导致多种营养素缺乏、急慢性酒精中毒、酒精性脂肪肝等，严重时还会造成酒精性肝硬化。

❷ 会增加患高血压、脑卒中（中风）等疾病的风险，并可导致交通事故及暴力事件的增加。

❸ 导致酒精依赖症、成瘾以及其他严重的健康问题。

《中国居民膳食指南（2016）》建议成年男性一天饮用酒的酒精量不超过25克，成年女性不超过15克。

而孕妇、哺乳期女性、儿童、青少年则应该完全禁酒，某些特定职业和特殊状况人群如司机、操纵机器人员等也应控制饮酒。

2 健康生活方式与行为

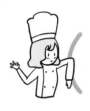

科学饮水，有益健康

　　水是人体中含量最多的成分，是"生命之源"和"健康之本"，是维持人体正常生理活动的重要物质之一。水是人体内物质代谢和运输养料的重要载体，还具有帮助组织和器官维持一定的形状和硬度、维持体内产热与散热平衡、润滑关节等重要作用。

　　水的需要量主要受年龄、环境温度、身体活动等因素的影响。

　　根据《中国居民膳食参考摄入量》，在没有大量出汗，并且环境湿度适宜的情况下，成年人每日水的总摄入量（包括饮水量和食物中的水）和饮水量根据性别不同分别为：男性摄入水的总量为3升，饮水量为1.7升；女性摄入水的总量为2.7升，饮水量为1.5升。

　　在高温、参加运动或重体力活动的条件下，还应适当增加，并更积极主动地补水。比如，运动前15~20分钟补充400~700毫升水，可以分次喝。在运动中，每15~30分钟补充100~300毫升水。运动后，也要补水，但不宜集中"暴饮"，要少量多次地补水。饮水不足或过度都会对人体健康造成危害。饮水应遵循主动喝水，不要等口渴了才喝水的原则，而且每天早、晚一杯水是必不可少的。

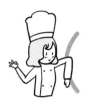

素养 34
白开水是最好的饮品

《中国居民膳食指南（2016）》指出，成人每天应该喝7~8杯水，提倡喝白开水，不喝或少喝含糖饮料。

1 人体补充水分的最好方式是饮用白开水。

2 白开水廉价易得，安全卫生，不增加能量，不会担心摄入糖过量带来的风险。

3 饮水时间应分配在一天中的任何时刻，少量多次。

4 早晨起床后可空腹喝一杯水，因睡眠时的隐性出汗和尿液分泌造成体内水分损失，使得血液黏稠度增加，饮水可降低血液黏稠度，增加循环血容量。

　　饮茶在我国具有悠久的历史。茶叶中含有多种对人体有益的化学成分，例如茶多酚、咖啡因、茶多糖等，经常适量饮茶有助于预防心脑血管疾病，可降低某些肿瘤的发生风险。但是不宜长期大量饮用浓茶，茶叶中的鞣酸会阻碍铁等营养素的吸收。另外茶中的咖啡因有兴奋神经的作用，一般睡前不应饮浓茶。

　　含糖饮料不是生命必需食品，多饮易改变口味和食物选择方式，并产生"依赖"。

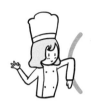

素养35
少喝或不喝含糖饮料

含糖饮料 > 碳酸饮料　纯果汁　果汁饮料　功能型饮料

含糖饮料一般味道甘甜，清凉可口，很多人不爱喝白开水，总是对含糖饮料情有独钟。可是美味背后的危害有哪些你知道吗？

导致肾结石　肾结石并非只和食物中含草酸、钙之类的成分有关，有5项关于含糖饮料和肾结石关系的流行病学研究，都表明含糖饮料消费和肾结石及尿道结石风险有显著相关。

促进肥胖　绝大多数流行病学调查和干预实验都表明，摄入含糖饮料会促进体重增加，而减少含糖饮料摄入有利于控制体重。

| 降低营养素摄入量 | 含糖饮料占了肚子，吃正餐时食欲下降，会导致人体对膳食纤维、淀粉类主食和蛋白质的摄入量减少。对于发育期的儿童和青少年来说，可能会造成虚胖。 |

| 强力促进糖尿病 | 有追踪调查研究表明，每天喝1罐约355毫升含糖饮料的人患糖尿病的风险是几乎不喝含糖饮料的人的2倍。 |

| 易患骨质疏松和骨折 | 研究发现，喝含糖饮料越多的人，奶类产品就喝得越少，钙的摄入量也越低。有研究提示，多喝含糖饮料有增加骨折危险的趋势。 |

| 促进龋齿 | 多项研究表明，含糖饮料摄入量和龋齿形成的危险呈正相关。因为含糖饮料易造成体内钙丢失，从而让牙齿变得脆弱。 |

| 促进痛风 | 有研究证实含糖饮料会增加内源性尿酸的产生，提高人体患痛风的风险。 |

如果一定要喝含糖饮料的话，优先选择低糖或无糖的饮料。建议每天喝含糖饮料的量控制在355毫升以下，而且尽量不和其他的甜食同用。

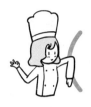

食不过量，适量运动

能量是人体维持新陈代谢、生长发育、从事体力活动等生命活动必需的基础。

人体的能量来源于食物中的碳水化合物、蛋白质和脂类，因此能量的多少与食物的摄入量有关。能量的消耗多用于基础代谢和身体活动，能量代谢的最佳状态是达到摄入与消耗的平衡。

食不过量	指每天摄入的各种食物所提供的能量不超过人体所需要的能量。

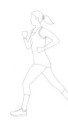

适量运动 > 促进身体健康 避免肥胖病 降低疾病发生风险

进食量和活动量的相对比例变化影响体重变化，"食不过量"和"适量运动"同等重要，互相补充，缺一不可。

有人认为，减少饮食就可以减少运动量甚至不运动，也可以达到吃动平衡，这是一个错误的认识。

食物为机体带来所需的营养物质，不吃或少吃会容易带来膳食营养不足的问题，从而增加营养不良的风险。

而不运动则会影响人体的生长发育，减弱机体抗病能力，并降低对环境的适应能力。

所以，只注重维持体重不变，而采取"不吃不动"的生活方式，是极不可取的。

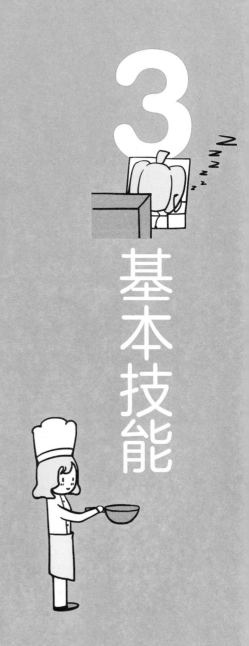

3

基本技能

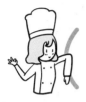

鉴别新鲜的鱼

	新鲜的鱼	不新鲜的鱼
鱼皮	有清洁透明的黏液层，鱼鳞紧贴鱼体、完整、有光泽、清洁、不易脱落	灰暗无光泽，鱼鳞容易脱落，层次模糊不清，有的鳞片变色
鱼鳃	鲜红而清洁，鳃盖紧闭	暗红
鱼眼	饱满突出，角膜光亮透明，黑白分明不浑浊	下凹，浑浊
肉质	紧密有弹性，指压凹陷消失快	指压凹陷不消失
鱼腹部	肌肉很硬实，不胀气	肌肉松软，有时胀气
整鱼	整条鱼放在手上不下垂	鱼放在手上头尾松软下垂
在水中	悬在水中	浮在水面上

　　我们在鱼市购买鱼时，往往会碰到刚死的鱼，只要按照新鲜鱼的判断方法仔细观察，同样可以买到新鲜的鱼，而且在价格上还要便宜得多，不一定要买鲜活的鱼。

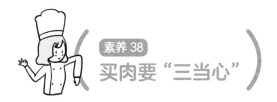

素养 38
买肉要"三当心"

当心病死肉

主要从色泽、组织状态和血管三方面鉴别新鲜健康畜肉与病、死畜肉。

看色泽

健康畜肉的肌肉色泽鲜红，脂肪洁白（牛肉为黄色），具有光泽；死畜肉的肌肉色泽暗红或带有血迹，脂肪呈桃红色。

查验组织状态

健康畜肉的肌肉坚实致密，不易撕开，有弹性，用手指按压后可立即复原；死畜肉的肌肉松软，肌纤维易撕开，肌肉弹性差。

看血管状况

健康畜肉全身血管中无凝结的血液，胸腹腔内无淤血；死畜肉全身血管充满了凝结的血液，尤其是毛细血管中更为明显，胸腹腔呈暗红色，无光泽。病、死畜因细菌感染而急宰或中毒死亡，其肉不可食。

3
基本技能

当心注水肉

如果怀疑是注水肉，有多种简便验"水"方法选用。

| 按压 | 正常肉色粉红；注水肉表面色淡且有水渍，将肉放在肉案上，案面有流水或水珠，用手按压压痕中可见渗水。 |

| 将肉切开 | 用刀将肉切开深口，稍后切口有水渗出，为注水肉。 |

| 烧纸片 | 用吸水性强的纸片贴在肉的新鲜断面上，纸片很快湿润，稍后揭下纸片用火烧，如果不易着火或火焰微弱，则为注水肉，若纸片很易着火，且火焰旺盛，则非注水肉。 |

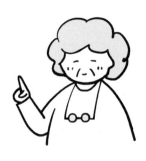

当心瘦肉精

含瘦肉精（盐酸克伦特罗）的肉有明显特征。

 颜色　正常猪肉色淡红或粉红，含瘦肉精的肉颜色特别鲜红、光亮，肥肉太少、瘦肉太多。

脂肪层　正常的肉，皮与瘦肉之间的脂肪层（即肥肉）较厚，约为2厘米左右，而含瘦肉精的肥肉通常不足1厘米厚，瘦肉与肥肉之间有黄色液体。

肉质　正常猪肉的肉质好、弹性好，含瘦肉精的肉则较疏松，切成小片不能立于案上。

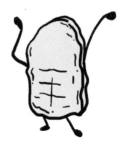

3 基本技能

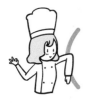

素养 39
不食用野生动物，食物要充分煮熟

　　野生动物体内含有寄生虫、有害细菌、不明病毒等有害生物，不接触、不购买、不食用野生动物，可以避免人体感染不明来源的病菌，减少发病概率。

　　适当温度的烹调可以杀死几乎所有的致病性微生物。研究表明，烹调食物达到70℃以上时，有助于确保食用安全。

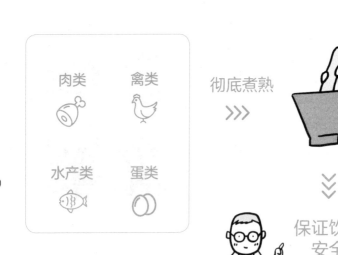

肉类　　禽类

水产类　蛋类

彻底煮熟
>>>

保证饮食安全

因此，在对食物卫生状况没有确切把握的情况下，彻底煮熟食物是保证饮食安全的一个有效手段，尤其是对肉、禽、蛋、水产等容易被微生物污染的食品。

一般在烹饪食物时，应彻底煮熟直至滚烫，然后进行检查。

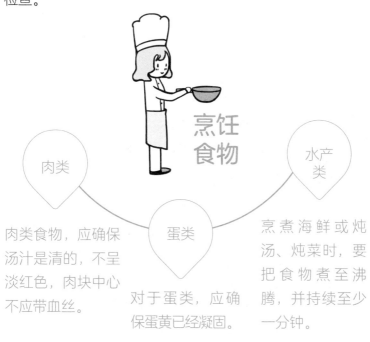

肉类

烹饪
食物

水产
类

肉类食物，应确保汤汁是清的，不呈淡红色，肉块中心不应带血丝。

蛋类

对于蛋类，应确保蛋黄已经凝固。

烹煮海鲜或炖汤、炖菜时，要把食物煮至沸腾，并持续至少一分钟。

隔顿、隔夜的剩饭在食用前须彻底再加热，这样可以杀灭储存时增殖的微生物，且致病菌在熟食品中比在生食品中更易繁殖，因此决不能忽视熟食的二次加热过程。但如果发现食品已经变质时，则应弃去。因为一些微生物产生的毒素靠加热是无法消除的。

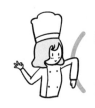

食物制备生熟要分开，避免交叉污染

在食物清洗、切配、储藏的每个环节中，生熟都应分开。

生食品是指制作食品的原料，如鱼、肉、蛋、禽、菜、粮等。生的食物，尤其是肉、禽、水产品、蛋壳表面等可能带有致病性微生物，若与熟食物或可直接食用的其他食物混合放置会导致交叉污染。

❶ 处理生食物要用专用器具，如刀具、砧板、容器等均应生熟分开。

❷ 在烹饪中，也要常常洗手，避免蛋壳、生肉等表面的致病菌通过手污染其他食物。

❸ 洗菜盆和洗肉盆也应分开，避免可能的交叉污染。

另外，在冰箱存放生熟食品，应分格摆放。直接可食用的熟菜、即食的凉菜等应与生食物分开，并每样单独密封包装，避免相互污染。

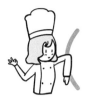

烹饪需小心，防止食物中毒

除了摄入被细菌或真菌污染及食用化学有毒食品会引发食物中毒外，若误食有毒动植物或摄入因加工、烹饪不当未去除有毒成分的动植物也会引起中毒，为避免这类食物中毒的发生，以下蔬果在烹饪时，要格外小心。

小心食物中毒

豆类　如四季豆、红腰豆、白腰豆等，它们含有的植物凝血素会刺激消化道黏膜，食用未煮熟的上述豆类会出现恶心、呕吐、腹泻等症状，如毒素进入血液，则会破坏红细胞及其凝血作用，造成过敏反应。

木薯类植物　可食用部分为根部，它含有生氰糖苷，误食后可在数分钟内出现喉道收窄、恶心、呕吐、头痛等症状，严重者甚至死亡。

种子与果核	如苹果、杏、梨、樱桃、桃、梅等种子，以及其大而坚硬的果核具有毒性，因此食用时要去核或避免咀嚼这些种子或果核。
竹笋	其毒素为生氰糖苷，将竹笋切成薄片，彻底煮熟可消除其毒性。
鲜金针	中毒后会出现肠胃不适、腹痛、呕吐、腹泻等症状。所含毒素属水溶性，可在烹煮和处理的过程中被破坏，以新鲜金针作为菜肴须彻底煮熟。
马铃薯	误食青色、发芽、腐烂的马铃薯会出现口腔灼热、严重胃痛、恶心、呕吐等症状，其所含的毒素茄碱会干扰神经细胞之间的传递，并刺激肠胃道黏膜，引发肠胃出血，大部分毒素存于土豆的青色部分以及薯皮和薯皮下。
其他	未成熟的青西红柿、已腐烂的南瓜都有可能使人中毒。

此外，与细菌性食物中毒通常发病时间较长不同，天然毒素的中毒由化学反应引起，通常会在一两个小时内出现症状，发病状况与个人体质、年纪、健康状况等有关系。

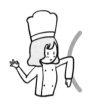

肉制品烹调要多蒸煮、少煎炸

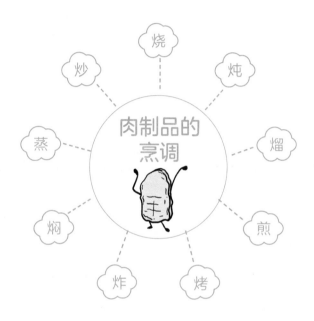

烧 炒 炖 蒸 肉制品的烹调 熘 焖 煎 炸 烤

肉类在煎、烤、炸的过程中，由于温度较高，可使营养素遭受破坏。另外，高温长时间加热，还会产生很多有害物质。

 来自原料

原料中的蛋白质和碳水化合物，在高温长时间加热时极易产生有害物质。

45~120℃

原料的蛋白质处于正常热变性状态，这种适度变性有利于人体的消化吸收。

 >120℃

蛋白质脱去氨基，有可能与碳水化合物的羰基结合，发生非酶褐变。

 >200℃

当上升到200℃以上且继续加热时，蛋白质则完全分解并焦化成对人体有害的物质，包括致癌物。

 来自油脂

在高温下，油脂开始部分水解形成甘油和脂肪酸。

 >300℃

当不断加热使油温升高到300℃以上时，脂肪酸分子开始脱水缩合成分子量大的醚类化合物。

 继续升温

温度继续上升时，脂肪酸分子分解为酮类、醛类物质，同时，亦生成各种形式的聚合物。

另外，高温下油脂水解的甘油也进一步脱水生成具有挥发性和强烈辛酸气味的物质丙烯醛。当油面冒青烟时，表示油温达到该油脂的发烟点，有丙烯醛生成了。一般认为高温下产生的各种聚合物是主要的有害物质，经动物试验有致癌作用。

 因此，应合理烹调肉类食品，多蒸煮、少煎炸。

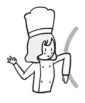

挑选蔬菜要重"鲜"、选"色"、多"品"

蔬菜品种很多，不同蔬菜的营养价值相差很大。只有选择多种多样的蔬菜，合理搭配，才能做到食物多样，享受健康膳食。

● 新鲜的应季蔬菜，颜色鲜亮，如同"鲜活"有生命的植物一样，仍在进行着呼吸、蒸腾和成熟等植物生理活动。

● 新鲜蔬菜的水分含量高、营养丰富、味道清新，食用这样的蔬菜对人体健康益处多。

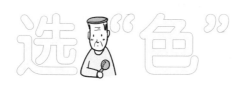

● 根据颜色深浅，蔬菜可分为深色蔬菜和浅色蔬菜。

3 基本技能

● 深色蔬菜含有更多的 β -胡萝卜素，更具营养优势，每天摄入的深色蔬菜应占到蔬菜总量的一半以上。

● 选择不同颜色蔬菜也是方便易行地实现食物多样化的方法之一。

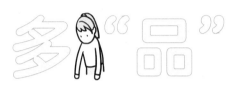

● 蔬菜的种类有上千种，挑选和购买蔬菜要多变换，每天至少达到5种以上。

● 叶菜、十字花科蔬菜如油菜、西蓝花等，富含营养素和异硫氰酸盐等有益物质，应该多选。

● 豆类含有丰富的氨基酸、各种矿物质和维生素。蚕豆、豌豆等豆类风味独特，可作为居民常选的菜肴。

● 菌类食物如香菇、平菇等的维生素B_2、铁、硒、钾等含量都很高。

● 海带、紫菜富含碘。

每种蔬菜特点都不一样，所以应该不断更换品种。

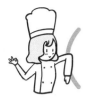

蔬菜、水果正确清洗处理
可减低农药残留

目前，在我国加大对食品安全监管形势下，蔬菜和水果农药残留状况已经有很大的改善。

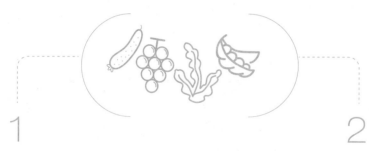

1

农作物生产几乎都是使用高效、低毒、低残留农药。

2

农贸市场产品农残检测合格率在明显提升，近几年来，农残合格率都超过95%。

只要农药残留在国家标准范围内，农产品就是安全的。

尽管大多数蔬果农残符合国家标准，残留量也不足以损害健康，但蔬菜和水果都是新鲜食用，残留农药若进入身体，还是要通过肝、肾代谢。因此，买回的蔬菜和水果仍然需要适当处理和清洗，尽量避免或减少农残的摄入。常用方法有以下几种。

放置

一些耐储藏蔬菜如白菜、黄瓜、西红柿等，买回后可以先放几天。因为空气中的氧与蔬菜中的酶对残留农药有一定的分解作用。随着放置时间的延长农残不断地被降解。

清水浸泡洗涤

有机磷类、拟除虫菊酯类农药在水中可部分水解。叶菜及瓜茄类在烹调前，用清水浸泡10分钟后，再用清水冲洗3～5分钟，即可除去蔬菜上80%左右的农残，一般无需用洗涤剂洗。对包心类蔬菜，清水浸泡前可先切开，但不要切碎。

去皮

根茎类蔬菜以及苹果、梨、柑橘等水果表皮上的农残量一般高于内部组织，清洗后再削皮、剥皮是清除农残的好方法。

烹调

经过浸泡、洗涤、去皮等处理后再切碎烹调，即使渗透到菜叶、根茎内部还有很少量的农残，最后经高温烹调，则可使那一点农残更快地分解破坏了。

因此，在日常饮食中，我们把蔬菜和水果如上做一番"卫生大扫除"再入口，就不用担心蔬菜和水果农药残留的安全问题了。

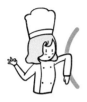

巧烹饪，保持蔬菜营养色泽

新鲜蔬菜是对健康有益的食物，但是烹调变色后容易影响食欲，那么我们应该如何在烹调中保持蔬菜的色泽呢？

叶绿素	蔬菜的绿色来源于叶绿素，它是一种含镁的复杂化合物，在酸性环境中镁容易被氢取代生成脱镁叶绿素，不再呈绿色。

那么这一变化在烹调过程中是怎样发生的呢？原来蔬菜中天然地存在酸性化合物，不过在正常组织中与叶绿素有屏障相隔。然而在烹制加热过程中，屏障被高温破坏，酸性化合物与叶绿素接触使其变色。

① 烹调时间越久颜色改变越多，一般煮、蒸或炒5～7分钟可以保持叶绿素不被破坏，烹调过程中加压可使温度在短时间内上升，缩短烹调时间。

② 此外，加热加压可破坏蔬菜中的酚氧化酶，减少其与酚类物质作用后的褐变，有利于保持蔬菜色泽。

③ 另外可以做一些有效的前处理，如焯水，要求火要旺，水要多，略滚即可捞出，捞出后立即放凉水中降温。

④ 还可以在水中加少许油和盐增加护色效果。也有些人喜欢加碱，此举虽可以保持色泽，但对营养破坏较大，不宜提倡。

⑤ 要记得现切现烹现食，因为蔬菜中营养物质容易被破坏，烹调好之后应尽快食用。

素养 46

抓住色香味，选购调味品

选购调味品

总原则是要看准其包装或瓶子上的标签，选购正规厂家、标签明晰、认证标志清楚的产品。因为调味品的主要品质在于其色、香、味，并兼有一定的营养价值。

下面主要介绍如何利用各种调味品固有的色、香、味、性状来鉴别其优劣。

 酱油

 味道　口尝味醇厚适口，滋味鲜美，无异味的为优质酱油。生抽酱油味道较淡，味较鲜；老抽酱油味道较浓，鲜味较低。如尝有酸、苦、霉、涩等不良味道，是劣质酱油。

颜色　正常酱油为红褐色，品质好的颜色会稍深一些，应无沉淀、无浮膜。生抽酱油颜色较浅，老抽颜色较深。但如果颜色太深，甚至近乎墨色，则表明其中加了焦糖色素，香气、滋味就会差一些。

香气　传统酿造酱油散发脂香气，但现大多为勾兑酱油，脂香气不明显。但如果闻有臭味、煳味、异味等，都是不正常的。

 醋

味道　选购醋应把尝味放在首位。好醋酸味柔和、醇厚、香而微甜，入喉顺滑不刺激。由冰醋酸勾兑的醋味道较涩，劣质醋甚至有明显的"扎嗓子"的感觉。

颜色　优质醋呈棕红色或褐色（米醋为玫瑰色、白醋为无色）。颜色清亮，没有过量的悬浮物和沉淀物。质量差的醋颜色可能会过深或过浅，且有不正常的沉淀物。

香气　好醋有浓郁的醋香，在酸味之余，能闻到粮食、水果发酵后的香味，熏醋还会有熏制的香气。而质量较差的醋往往醋味较淡或酸味刺鼻。

味精

味道

优质味精品尝起来有冰凉感，有明显浓烈的鲜味，且有点鱼腥味，无明显咸味，易于溶化。如果口尝有苦、咸或涩味而无鲜味及鱼腥味，说明掺入了食盐、尿素、小苏打等物质。如尝有甜味，则是掺入了白糖。

颜色

优质味精为洁白、有光泽、基本透明的晶状体，呈大小均匀的长形颗粒，颗粒两端为方形，无杂质。如混有不透明、不洁白光泽的颗粒，则可能是掺有其他物质。

香气

优质味精闻起来无气味、无异味。如有异味则可能掺入了其他物质。

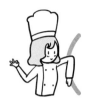

智慧烹调，合理减盐

为了家人的健康和美丽，应时刻提醒他们远离过量吃盐的坏习惯，控盐是健康饮食的第一要务。平时的饮食中，除了不要追求重口味的菜肴之外，家庭烹调中还可以通过注意以下小细节，更好地实现饮食减盐。

❶ 不吃或少吃加盐制作的主食。比如各种咸味的饼、加盐和碱制作的挂面和拉面、加盐发酵的面包。

❷ 尽量少吃加工肉制品。比如咸肉、火腿、培根、香肠、灌肠、火腿肠等，这些产品的盐含量非常高。即便吃，也一定要配合不加盐或少盐的食物一起吃。

❸ 不贪吃加盐的零食。薯片、锅巴、蜜饯、瓜子、鱼片干、鱿鱼丝、调味坚果之类的零食中都含有大量的盐，少吃为宜。

❹ 不喝咸味的汤。可以将咸汤改成小米粥、玉米片汤、茶水之类完全不含盐的流食。

⑤ 做凉拌菜时多放醋，加少量糖和鸡精增加鲜味，不要放盐；或者至少做到凉拌菜上桌前再加盐，不要先用盐把菜腌出水，把水挤掉，再放盐和香油调味。

⑥ 炒蔬菜时尽量在起锅时，甚至起锅后再放盐。晚放盐不仅能够防止过多的盐进入食物内部，也能减少维生素C的损失和炒菜中的出水量。做菜时，放了鸡精就不要放盐，控制总钠量。

⑦ 咸菜和未加盐的菜搭配着吃。把小番茄、黄瓜丁、生菜等原味菜放在桌上，配浓味的菜吃。

⑧ 吃火锅、紫菜饭卷、蘸酱菜等食物时，尽量少蘸一点蘸料。

⑨ 吃饭速度慢一点，尽量少吃快餐。快餐中的盐含量通常会明显高于家庭制作的饭菜。另外，人们在狼吞虎咽的时候，很容易进食过量，进而导致盐分摄入增多。

⑩ 隔一天吃一顿无盐餐，比如早餐或晚餐完全不吃咸味的食物。比如早餐以全麦面包为主食，配合燕麦奶昔或豆浆，加点葡萄干、杏干、枣肉等水果干调味，再吃些小番茄和水果。

幼儿的味觉极其敏锐，各位家长不能因为孩子不爱吃饭就用鸡精或味精提味，更不能按成年人的味觉喜好来烹调幼儿的食物。

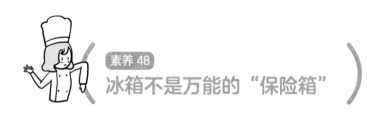

冰箱是日常生活中必不可少的食物储存工具，它创造的低温环境能够有效地抑制多数细菌繁殖，从而达到延长食物保存时间的效果。然而，并不是把食物放入冰箱保存就可以高枕无忧了，因为冰箱里还有一个隐藏杀手——李斯特菌。

| 李斯特菌 | 在自然环境中广泛存在，被世界卫生组织列为四大食源性病原菌之一，它可能在从食物的原产地到厨房之间的任何一个环节对食物进行污染，经口传播是其主要的传播途径。 |

迄今为止，虽然我国还没有感染该菌引起爆发性流行病的报告，但其感染后的严重后果使我们不能忽视它的存在。

由该菌引起的疾病称为李斯特菌病，具有低发病率、高致死率的特点，病死率高达20%～30%，常见于孕妇、婴儿、老人和免疫低下人群。

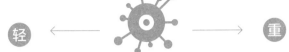

轻 ← 感染李斯特菌病 → 重

出现发烧、恶心、腹泻、出血性皮疹等。

出现头痛、呼吸急促、痉挛、昏迷、败血症，甚至死亡。

因此，我们在日常生活中应严加防范，而防范的源头就是冰箱。李斯特菌可以在0～45℃生存，在冷藏温度4℃下仍能繁殖，即使在−20℃的冷冻室也能存活，其对环境的耐受能力已超过大多数细菌。由于李斯特菌低温增殖的特性，放在冰箱中尤其是冷藏室中保存的食物很容易达到使人感染的菌量。所以，如果过于相信冰箱保存食物的能力，直接食用从冰箱拿出的食物，就有可能感染冰箱无法对付的李斯特菌。

要避免这一潜藏的危害，方法也很简单，李斯特菌有一个致命的弱点——对热的抵抗力很弱，利用巴氏灭菌、烧熟煮透等一些简单的措施就能让它威风不再。

因此，食用放在冰箱中保存的食物前一定要记得加热。免疫力低下的人群要尽量避免食用冰淇淋等不能加热的食物。另外，还要记得定期清理冰箱，保持冰箱清洁。

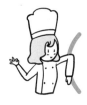

阅读食品标签，合理选择包装食品

每种食品从厂家生产出来，都有它的"身份证"——食品标签。在挑选食品时，除了要注意包装上表示其质量安全档次的标志外，还要仔细辨认包装上的标签。《中华人民共和国食品安全法》第六十七条规定，预包装食品的包装上应当有标签。标签应当标明9项内容。

食品标签

1 名称、规格、净含量、生产日期

2 成分或者配料表

3 生产者的名称、地址、联系方式

4 保质期

5 产品标准代号

6 储存条件

7 所使用的食品添加剂在国家标准中的通用名称

8 生产许可证编号

9 法律、法规或者食品安全标准规定的其他事项

- 消费者可以通过食品名称、规格、净含量、生产日期，了解、判定、区别食品的质量特征，把握食品的新鲜程度。

- 通过成分或者配料表来识别食品的内在质量及特性。

- 生产者的名称、地址、联系方式的标注有助于消费者根据生产者的信誉度进行选择，出现质量问题便于消费者联系生产厂家。

- 保质期可以表明食品的新鲜程度，让消费者在有效期内购买、食用。

- 产品标准代号可以反映食品质量特性及产品依据标准。

对于专供婴幼儿和其他特定人群的主辅食品，其标签中还应当标明主要营养成分及含量。

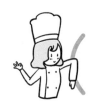

食物中毒后，可通过催吐、导泻、解毒来自救

一旦发生食物中毒，最好马上到医院就诊，不要自行服药。若无法尽快就医，可采取如下急救措施。

催吐

1. 如食物吃下去的时间在1~2小时内，可采取催吐的方法，一次饮用200毫升淡盐水，如不吐，可多喝几次，以引发呕吐。

2. 可用鲜生姜100克，捣碎取汁用200毫升温水冲服。

3. 如果吃下去的是变质的荤食，则可服用"十滴水"来促进呕吐。

4. 也可用筷子、手指等刺激咽喉，引发呕吐。

⏱ 导泻

① 如果吃下食物的时间超过2小时，且精神尚好，则可服用些泻药，促使引发中毒的食物尽快排出体外。一般用大黄30克，一次煎服，老年患者可选用玄明粉20克，用开水冲服即可缓泻。

② 老年体质较好者，也可采用番泻叶15克，一次煎服，或用开水冲服，也能达到导泻的目的。

🧪 解毒

① 如果是吃了变质的鱼、虾、蟹等引起的食物中毒，可取食醋100毫升，加水200毫升，稀释后一次服下。

② 此外，还可采用紫苏30克、生甘草10克，一次煎服。

③ 若是误食了变质的饮料或防腐剂，最好的急救方法是用鲜牛奶或其他含蛋白质的饮料灌服。

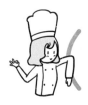

外出就餐，选择餐厅要看好三点

我们选择餐馆时，除了注意美味的饭菜、优雅的环境和良好的服务等因素外，还要从食品安全角度考虑，选择安全放心的餐馆就餐。进餐馆时要"三看"。

看餐馆有没有悬挂"食品经营许可证"

1　根据《中华人民共和国食品安全法》及相关规定，餐饮服务单位必须取得食品经营许可证后，方可从事餐饮服务经营活动。

2　餐饮服务单位经营的范围应符合许可证核定的项目。

3　餐馆应该把食品经营许可证悬挂在吧台或其他显著位置。

4　在看许可证时，还要注意许可证上的许可备注内容，如是否注有"凉菜""生食海产品"等。因为"凉菜""生食海产品"等属于高风险食品，较易引起食物中毒。经营此类食品，必须具备特定的食品加工条件，并在许可证备注栏目中予以注明。

 看餐馆服务的信誉等级高低

我国从2002年起，在各地陆续实施餐饮单位食品卫生监督量化分级管理制度。

监管部门根据餐馆的基础设施和食品安全状况，评定A、B、C、D四个信誉度等级，四个级别相对应的食品安全信誉度依次递减，而风险等级依次增加。

2012年后，根据原国家食品药品监督管理局统一规定，全国餐饮服务食品安全监督量化等级实行动态等级和年度等级管理。

 优秀　　 良好　　 一般

动态等级为监管部门对餐饮服务单位食品安全管理状况每次监督检查结果的评价，分为优秀、良好、一般3个等级，分别用大笑、微笑和平脸3种卡通形象表示。

消费者就餐时先看"脸"，应尽量到标有"大笑"或"微笑"的餐馆就餐。

A 优秀　　B 良好　　C 一般

年度等级为监管部门对餐饮服务单位食品安全管理状况过去12个月期间监督检查结果的综合评价，分为优秀、良好、一般3个等级，分别用A、B、C这3个字母表示。

在餐饮服务单位就餐场所的醒目位置均有食品监管部门核发的"餐饮服务食品安全等级公示"牌，可以看到量化等级标志。

看餐馆是否超负荷运营

选择餐馆就餐时，如果看到该餐馆顾客流量陡增，拥挤不堪，即使该餐馆是信誉度较高的单位，也最好不要光顾。因为突然集中增大的供应量，可能导致该餐馆超负荷加工，难免匆忙应付，会给饮食安全埋下隐患。

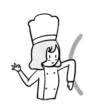

素养 52
餐前讲卫生，点菜"六个一"

选择了一家合适的餐馆就餐，仅是降低饮食风险的一个方面，此外，消费者自身也应注意饮食卫生，进一步防范危险因素，保证安全。

 就餐前一定要洗手

人的双手每天接触各种各样的东西，会沾染多种细菌、病毒或寄生虫卵。因此，一定要养成餐前洗手的习惯，降低"病从口入"的风险。洗手方法要正确，才能保证洗手效果。先用流动的自来水打湿手，再涂抹洗手液或肥皂，双手相互搓洗至少20秒钟，然后彻底冲洗双手，最后用抹手纸抹干或烘手机烘干。

 注意察看餐具卫生

就餐前要观察餐具茶具是否经过消毒，经过清洗并消毒的餐具茶具具有光、洁、干、涩的特点，未经过清洗和消毒的餐具茶具往往有茶渍、油污或食物残渣等污渍。

如果桌上摆的是塑膜包装餐具，要注意包装膜上是否标明餐具清洗消毒单位名称、详细地址、电话、消毒日期、保质期等内容。

点菜做到"六个一"

一般都有这样的经验，餐馆炒出来的菜肴，颜色鲜艳、质地厚重、香味扑鼻，这些都是烹调中加入不少添加剂的结果。如餐馆做出的虾仁亮晶晶、有弹性，可能是复合保水剂、乳化剂、保鲜剂和杀菌剂的共同作用。烧的牛肉很嫩滑，这是加了苏打粉的缘故。火锅怎么煮都是鲜红色，是罗丹明B的功劳。油炸的食品香脆可口，是使用了含反式脂肪酸很高的油炸出的等。

如果经常在餐馆进餐，难免过多摄入添加剂。为了减少多种添加剂的摄入，把饮食风险减少到最低限度，消费者在餐馆点菜，不妨按"六个一"的原则。

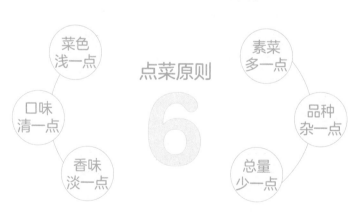

若发现菜肴的色、香、味异常浓烈，则须慎食。

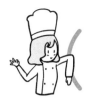

素养 53

在外就餐后有些食物不宜打包

炒制蔬菜不宜打包

　　蔬菜的营养价值主要体现在富含维生素、矿物质和膳食纤维，其中的维生素如果反复加热，容易被分解破坏，会降低蔬菜的营养价值。而且，多数蔬菜重新加热时会失去原有的色泽和味道。所以炒制的蔬菜不宜再加热食用。

容易被分解破坏

反复加热

维生素

降低蔬菜的营养价值

失去原有的色泽和味道

另外，炒制后的蔬菜长时间放置后，亚硝酸盐含量会急剧升高。亚硝酸盐本身具有一定的毒性，严重时会引起急性亚硝酸盐食物中毒，当亚硝酸盐与食物中的氨基酸和低级胺类发生反应，就会形成具有致癌性的亚硝胺和亚硝酰胺类物质，从而增加患癌的风险。因此，点菜时要适量，尽量不要剩菜。

凉菜不宜打包

凉拌菜、沙拉等菜品清爽可口，但是这类食物也不宜打包。因为有些凉拌菜是事先拌好的，在放置和就餐过程中很容易沾上细菌，而且凉菜不宜重新加热，所以并不适合打包。

打包菜的存放和食用

剩菜应分开打包，回家后应放在干净、密闭的容器中，并及时放入冰箱保存。因为低温能够抑制细菌繁殖，避免食物短时间内发生腐败变质。

打包食物不宜久放，最好能在5~6个小时内吃完。食用之前必须要彻底加热，以杀灭那些可能存在的少量细菌。

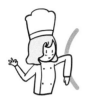

外出就餐时索要发票可作为维权凭据

随着人们生活水平的提高，在外就餐的机会也越来越多，餐饮消费投诉也源源不断。

在对这些投诉记录进行分析后发现，因为食品卫生、质量问题而导致生病的消费者占总投诉量的20%。而很多消费者在就餐后未能及时向商家索要发票，使其权益无法得到保障。

在外就餐应该选择有《食品经营许可证》的餐饮服务单位，餐后要向餐厅索要发票。在索要发票时可能会遇到下面一些情况。

❶ 商家以发票刚用完或没有领到发票，需要隔几日再取为借口不立刻开发票。

❷ 商家以收据代替发票。

❸ 商家以向消费者提供某些优惠为诱饵，比如赠送饮料或优惠券，诱导消费者自动放弃索要发票的权利。

❹ 有些商家会在发票上动手脚，故意填错日期或填写内容不全，不盖发票专用章或者发票专用章与店名不符等。

以上这些情况都会导致消费者无法拿到正规的发票，如果在就餐后出现恶心、呕吐、腹痛和腹泻等不适症状，则无法对商家进行有效的投诉举报。因为发票是向相关监督管理部门投诉或申诉的重要依据。

发票是消费者的消费凭证，不管消费金额多少，消费者都可以理直气壮地坚持索要足额发票。对违反发票管理法规的行为，消费者可拨打纳税服务热线，向当地税务机关进行举报。如果发生了食品安全问题，可以向市场监督管理部门投诉举报。

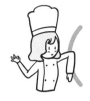

网购食品，也要注重食品安全

现在足不出户，只需轻点鼠标，各种美味佳肴就送上门来。网购食品已成为现代人们生活中的一道风景线。

网购食品具有便捷、价廉等优点。但是，消费者在享受这一便捷消费的同时，也承担着一定的风险，一不小心可能就买到"问题食品"，对其带来健康损害。以下举措可以帮助我们避免或减少安全风险。

选择信誉好的食品企业

消费者在选择食品电商时，一般要从其从业背景、经营模式和管理水准等方面考虑。要选择具备多年的行业背景及资历，且为自营模式（一般来说，自营比联营模式的食品安全保障更好），同时具备食品企业专业管理水平与管理体系的商家。那些对食品上游供应商进行严格把控，对其资质和商品质量进行全面审核，对所售商品的保质期、储存条件及环境进行严格管理，保证食品在仓储、销售、送货等环节品质如一的企业，其食品质量可信，安全保障可靠。因为网络具有虚拟性，所以在选择"电商"时，要注意鉴别是否为"真身"，防止上当受骗。

 ## 仔细查看食品产品的标志和质量

网购食品不要只顾便捷和价廉，更重要的是考虑食品质量与安全。网购食品与在实体店购买食品不同，不能直接检视食品的感官质量，只能看网上的介绍（如图片、广告等），选购时一定要谨慎。

> **对网购送到的食品**
>
> - 要仔细察看包装，有无散漏现象，是否有二次包装的迹象，是否为"三无"产品。
> - 要注意食品的保质期。发现问题，尽快与卖家沟通，或向相关部门投诉。
> - 不要轻易网购自己没有吃过，或是不熟悉的食物。

 ## 拿起法律武器维护自身权益

如果网络第三方平台不能提供入网电商相关信息的，由网络第三方平台先行赔偿，并有权事后向入网电商追偿。网络第三方平台应当对消费者履行其承诺。食品消费者应当拿起法律武器维护自身的权益。

《中华人民共和国食品安全法》规定，消费者通过第三方平台网购食品，其合法权益受到损害的，可向入网的相关电商索赔。